应用型护理本科系列教材

总主编 徐 燕 赵爱平

护理技术
实践与指导

主 编

岳立萍 李舒玲 王 伟

U0188699

上海科学技术出版社

图书在版编目（ＣＩＰ）数据

护理技术实践与指导 / 岳立萍，李舒玲，王伟主编 ；徐燕，赵爱平总主编. -- 上海 ： 上海科学技术出版社，2023.9
应用型护理本科系列教材
ISBN 978-7-5478-6252-0

Ⅰ．①护… Ⅱ．①岳… ②李… ③王… ④徐… ⑤赵… Ⅲ．①护理学－高等学校－教材 Ⅳ．①R47

中国国家版本馆CIP数据核字(2023)第124678号

护理技术实践与指导

主编　岳立萍　李舒玲　王　伟

上海世纪出版(集团)有限公司
上 海 科 学 技 术 出 版 社　出版、发行
(上海市闵行区号景路 159 弄 A 座 9F - 10F)
邮政编码 201101　　www.sstp.cn
常熟市华顺印刷有限公司印刷
开本 889×1194　1/16　印张 13
字数 300 千字
2023 年 9 月第 1 版　2023 年 9 月第 1 次印刷
ISBN 978 - 7 - 5478 - 6252 - 0/R·2796
定价：88.00 元

丛书编委会

总主编

徐　燕　赵爱平

编　委（按姓氏笔画排序）

白娇娇　陆玮新　陈　静　陈方蕾　岳立萍

赵婷婷　章海芬

编者名单

主　编

岳立萍　李舒玲　王　伟

副主编

陈方蕾　赵婷婷

编　委（以姓氏笔画为序）

王　伟（海军军医大学第二附属医院）

王琼芳（上海杉达学院国际医学技术学院）

刘　娜（上海杉达学院国际医学技术学院）

李晓愚（上海杉达学院国际医学技术学院）

李舒玲（海军军医大学第二附属医院）

杨俞腾（诸暨技师学院）

陈方蕾（上海杉达学院国际医学技术学院）

陈思雨（上海交通大学医学院附属上海儿童医学中心）

岳立萍（上海杉达学院国际医学技术学院）

赵婷婷（上海杉达学院国际医学技术学院）

丛书前言

为了贯彻落实《"健康中国 2030"规划纲要》,践行《中国护理事业发展规划(2021—2025 年)》,适应护理专业发展与改革需要,培养能够满足人民群众多样化、多层次健康需求的护理人才,在前期充分调研论证及高职(高专)护理通科培养的基础上,经教材编写委员会研讨,上海杉达学院国际医学技术学院启动了以本科护理应用型人才培养为目标的教材编写工作。

本系列教材除了体现基本知识、基本理论和基本技术外,着力突出以下"四性"原则。

1. **专业性** 本系列教材以护理专业人才培养目标为导向,围绕专科护理领域的基本理论、基本知识和基本技术重点阐述,并且突出理论联系实际,注意吸纳和反映专科护理的最新进展与成果。其中血液净化专业教材编写以中华护理学会血液净化专业委员会核心团队成员为主体,教材编排结构体现专业特色,紧扣"以人的健康为中心",强调从护理实践出发,着重阐述如何为服务对象提供身心整体护理,保护各器官功能,提高生活质量。

2. **应用性** 本系列教材遵循教学规律,围绕学习能力的提升,重视对学生临床思维的启发与培训,构筑学习平台,丰富教学资源。无论是专科护理教材、案例分析,还是护理操作技术实践指导,都绘制思维导图或者流程图,将内容要点和关键知识点进行串联,便于帮助学生进行梳理归纳,利于其临床思维习惯的养成。

3. **创新性** 本系列教材创新编写模式,服务于以学生为中心的学习模式变革,突出导学、助学功能。教材每章有学习目标、作业和思考题,书末附专业术语汉英对照。每本教材根据内容特点增加案例导入或案例分析、护理小贴士、评判性思维或临床思维、护理科研、循证护理实践的相关内容,并通过教材中的思考题、优质数字资料学习增值服务中的练习题,拓展教材内容,增强教材的可读性,同时解决理论与实践相联系、知识传授与能力培养的难题,提高学生的评判性思维能力,培养学生应用知识分析问题、解决问题的能力。

4. **人文性** 本系列教材关注护理专业素质和人文素养的培养。教材基于护理专业与人文结合的特性,通过仁心仁术小故事、医学护理人物典范等内容,加强对学生人文思想和情感的培养,满足护理学专业教育特色要求。

本系列教材主要为应用型护理本科中的高本贯通和专升本学生编写，也可作为应用型本科和职业本科学生护理专业课程的补充教材。

徐　燕　赵爱平

2023 年 4 月

前 言

护理操作技能是护士的基本功,也是护理实践教学和临床护理工作的重要组成部分。为帮助护理专业学生更好地掌握各项常用护理技术,规范操作流程,强化操作要领,理解操作相关知识点,在实践中能针对患者做好健康照护和个性化教育指导,成长为"大爱无疆、尚德精术"的护理技术人才,我们组织编写了《护理技术实践与指导》。

在以学生为主体,体现知识传授、能力塑造与价值引领相统一,侧重学生自主学习能力、评判性思维能力和解决问题能力培养的教学思想指导下,本书通过"学习目标""操作过程(含操作用物准备、操作流程思维导图、操作注意事项、操作评分标准)""常见问题的预防与处理""实操后反思"四个模块,对42项常用护理技术知识要点进行了梳理。"学习目标"从识记、理解、运用3个层级引导学生,明确操作训练的要求。"操作过程"为学生自主学习的范本,其中"操作流程思维导图"以案例情景为引导,对操作相关理论、患者评估、操作流程及健康指导要点做了详细阐述;而"操作评分标准"贴近临床护理岗位胜任要求,将"个人综合素质""医疗废弃物分类处理"等人文素质和岗位能力等护理软技能作为重要评价模块独立设置。"常见问题的预防与处理"以临床常见问题为突破点,训练学生的评判性思维。"实操后反思"以问题形式引导学生在操作中进行理论联系实际的整体反思,强化对知识点的理解和掌握,注重对学生应用能力的培养。本书内容有助于培养学生严谨治学态度、安全责任意识、人文职业素养等,通过专业实践课程,对学生进行价值引领。

本书为护理专业学生和临床护士技能训练的参考教材,结构清晰,具有较强的指导性。由于编者水平有限,书中难免有疏漏之处,恳请广大读者批评指正。

主　编

2023 年 4 月

目 录

实操后反思答案要点
请扫码阅读

消毒隔离技术

第一节·手的清洁与消毒

手的清洁与消毒(hands' cleaning and disinfection)是指医务人员在接触患者前后,均应进行洗手或手的消毒。手的清洁与消毒是预防医院获得性感染最基本、最方便、最经济、最有效的方法之一。

学习目标 ●

(一)识记

(1)能正确阐述七步洗手法的步骤和注意事项。

(2)能正确阐述WHO"手卫生的五个重要时刻"。

(二)理解

(1)能用自己的语言解释七步洗手法的操作要领。

(2)能用自己的语言解释医务人员手表面消毒达标要求。

(三)运用

能规范、熟练地完成卫生洗手、卫生手消毒。

操作过程 ●

(一)用物准备

① 洗手设施,1套;　　　　② 洗手液,1瓶;　　　　③ 擦手纸,若干;

④ 速干手消毒剂,1瓶。

(二)操作流程

详见思维导图1-1(见下页)。

(三)注意事项

(1)洗手时最好选用非接触式开关的洗手设施,如手拧式开关。应采用防止手部再次污染的方法关闭水龙头。

(2)手部有可见污染(血液、分泌物、其他体液)时,在流动水下用洗手液洗手;手部无可见污染(血液、分泌物、其他体液)时,可使用速干手消毒剂消毒双手;接触患者血液、分泌物、体液,以及被污染的传染性物品后,为传染病患者进行操作后,应先洗手再进行卫生手消毒。

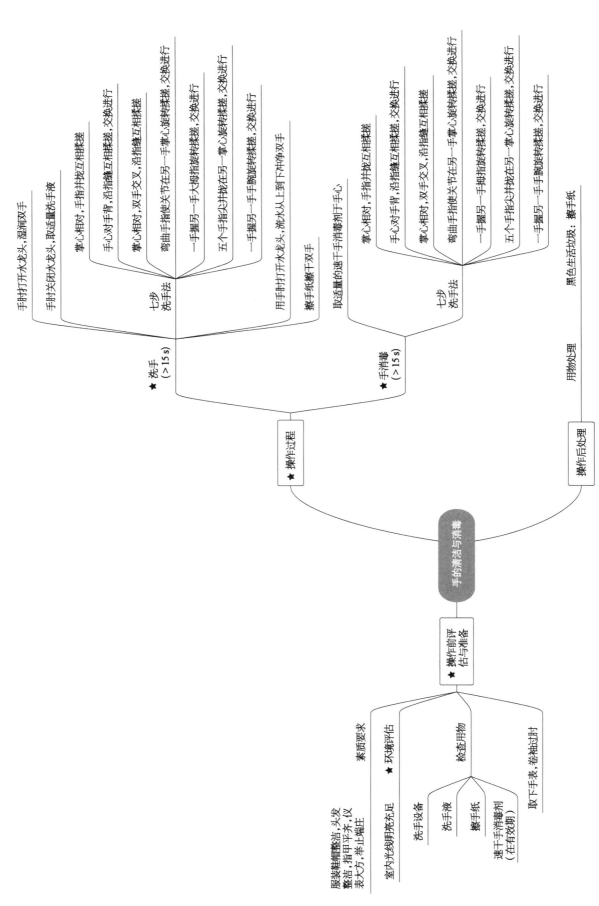

图 1 - 1 手的清洁与消毒思维导图

（3）掌握正确的洗手和消毒方法，注意手部清洗消毒应全面，全过程不少于 15 s。

（四）操作评分标准

详见表 1-1。

表 1-1　手的清洁与消毒评分标准

项　目	分值	操 作 要 点	标准分
仪容仪表	5	服装、鞋帽整洁	2
		头发整洁，指甲平齐	1
		仪表大方，举止端庄	2
操作前准备	7	评估检查环境、用物（洗手液、擦手纸、洗手设备、速干手消毒剂）	4
		取下手表，卷袖过肘	3
洗手	43	手肘打开水龙头，湿润双手	4
		手肘关闭水龙头，取适量洗手液	4
		七步洗手法【计时开始】：1. 掌心相对，手指并拢互相揉搓	4
		2. 手心对手背，沿指缝互相揉搓，交换进行	4
		3. 掌心相对，双手交叉，沿指缝互相揉搓	4
		4. 弯曲手指使关节在另一手掌心旋转揉搓，交换进行	4
		5. 一手握另一手拇指旋转揉搓，交换进行	4
		6. 五个手指尖并拢在另一掌心旋转揉搓，交换进行	4
		7. 一手握另一手手腕旋转揉搓，交换进行【计时结束】	4
		用手肘打开水龙头，流水从上到下冲净双手	5
		擦手纸擦干双手	2
手消毒	30	取适量的速干手消毒剂于手心	2
		七步洗手法【计时开始】：1. 掌心相对，手指并拢互相揉搓	4
		2. 手心对手背，沿指缝互相揉搓，交换进行	4
		3. 掌心相对，双手交叉，沿指缝互相揉搓	4
		4. 弯曲手指使关节在另一手掌心旋转揉搓，交换进行	4
		5. 一手握另一手拇指旋转揉搓，交换进行	4
		6. 五个手指尖并拢在另一掌心旋转揉搓，交换进行	4
		7. 一手握另一手手腕旋转揉搓，交换进行【计时结束】	4

项　目	分值	操　作　要　点	标准分
效果评价	10	动作轻巧稳重	2
		操作熟练有序	3
		洗手全过程不少于 15 s,手消毒全过程不少于 15 s	5
素养评价	5	严谨细致,手部未再次污染	5
总分	100		100

常见问题的预防与处理

手部清洁消毒不达标

1. 预防

(1) 洗手全过程不少于 15 s。

(2) 采用正确的洗手和手部消毒方法,注意掌心、手背、指缝之间部位的全面清洁,不遗漏。

(3) 洗手时不佩戴任何首饰。

(4) 洗手后,采用防止手部污染的方法关闭水龙头。

2. 处理

(1) 再次清洗消毒双手。

(2) 养成规范的操作习惯。

实操后反思

(1) 说出七步洗手法的具体步骤。其操作要领有哪些?

(2) 医务人员手表面消毒达标要求是什么?

(3) 描述 WHO“手卫生的五个重要时刻”。

(4) 临床护理工作中如何加强手卫生管理?

第二节·无 菌 技 术

无菌技术(aseptic technique)是指在执行医疗、护理操作过程中,防止一切微生物侵入人体,保持无菌物品、无菌区域不被污染的技术操作。

学习目标

(一) 识记

(1) 能正确阐述无菌操作原则。

(2) 能正确阐述各类物品对应的灭菌方法和开封后的有效期。

(3) 能正确阐述无菌物品和溶液质量检查的内容和方法。

（二）理解

（1）能根据不同种类物品选用不同的灭菌方法。

（2）能根据灭菌日期或开封日期推算无菌物品的有效期。

（三）运用

（1）能规范、熟练地准备无菌盘和倾倒无菌溶液。

（2）能开封和回包无菌容器、无菌持物钳、无菌镊等物品,操作规范,开封（包）信息书写准确、齐全。

（3）能规范、熟练地完成戴-脱无菌手套、口罩和七步洗手法。

操作过程

（一）用物准备

① 治疗盘,1个；　　② 无菌治疗巾包,1个；　　③ 无菌治疗碗包,1个；

④ 无菌持物钳（罐）,1套；　⑤ 无菌器械盒,1个；　　⑥ 无菌砂布罐,1个；

⑦ 无菌溶液,1瓶；　　⑧ 无菌棉签,1包；　　⑨ 无菌手套,1副；

⑩ 安尔碘溶液,1瓶；　　⑪ 弯盘,1个。

（二）操作流程

详见思维导图1-2（见下页）。

（三）注意事项

（1）环境清洁,进行无菌操作前半小时,需停止清扫地面等工作。避免不必要的人群流动,防止尘埃飞扬。

（2）无菌操作前应着装整齐,戴口罩、帽子,剪短指甲,洗手。

（3）在执行无菌操作时,必须明确物品的无菌区和非无菌区。

（4）洗手时,认真揉搓双手,搓洗时间至少为15 s。

（5）进行无菌操作时,凡未经消毒的手、手臂均不可直接接触无菌物品或越过无菌区取物。

（6）操作时,操作者的身体应与无菌区域保持一定距离,手、前臂应保持在肩以下、腰部或操作台面以上的视野范围内；一切无菌操作均应使用无菌物品,禁用未经灭菌或疑有污染的物品；一份无菌物品仅供一位患者使用一次。

（7）取用无菌物品须使用无菌持物钳（镊）。

（8）无菌物品必须保存在无菌包或灭菌容器内,不可暴露在空气中过久。

（9）无菌包一经打开即不能视为绝对无菌,应尽早使用。凡已取出的无菌物品,即使未使用,也不可再放回无菌容器内。

（10）打开无菌包时,手不可触及包布的内面。

（11）无菌包应按消毒日期顺序放置在固定的柜橱内,并保持清洁干燥,与非灭菌包分开放置,并经常检查无菌包或容器是否过期。

（12）无菌物品与非无菌物品应分别放置。

（四）操作评分标准

详见表1-2。

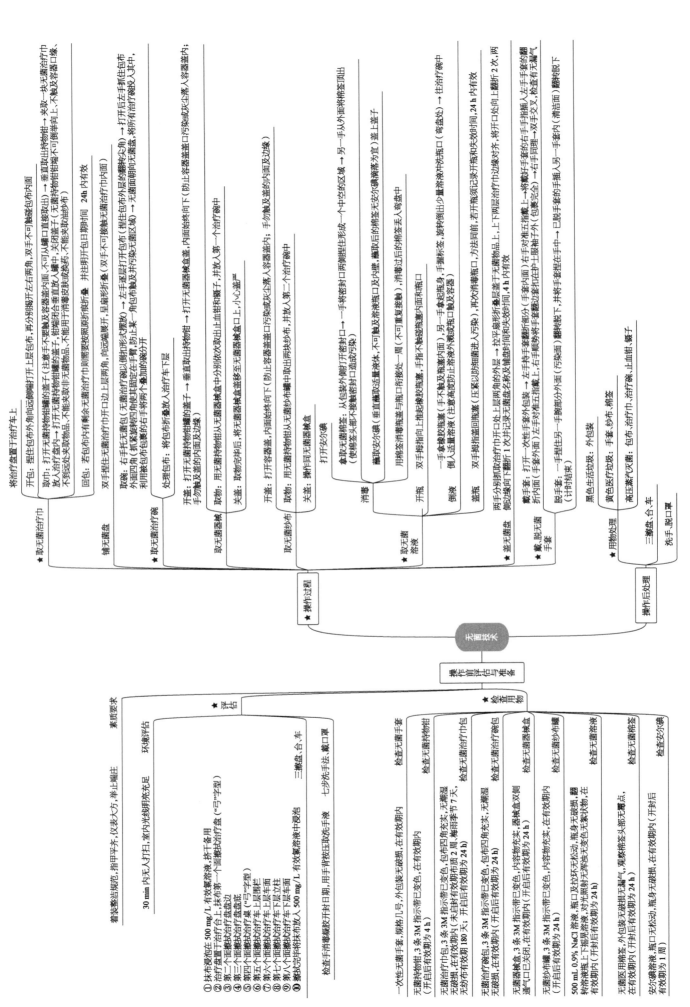

图 1 - 2 无菌技术思维导图

表 1－2　无菌技术评分标准

项　目	分值	操 作 要 点	标准分
仪容仪表	5	服装、鞋帽整洁	1
		头发整洁,指甲平齐	2
		仪表大方,举止端庄	2
操作前准备	6	评估治疗室环境,30 min 内有无打扫,光线是否明亮	2
		擦拭盘、台、车	2
		七步洗手法洗手、戴口罩	2
检查用物	11	备齐用物【计时开始】	2
		检查无菌溶液、无菌手套、无菌治疗碗、无菌治疗巾、棉签、安尔碘消毒液	6
		检查无菌容器、无菌持物钳,开包呈备用状态	3
无菌包的使用	8	开包:包布内面不污染	4
		回包:按原折痕折叠,包布内面不污染;注明开包及失效时间,签全名	4
无菌持物钳的使用	10	取放钳:垂直、闭合,不触及容器口缘	5
		用钳:钳端向下夹取无菌物品(治疗巾、纱布、器械)	5
铺无菌治疗盘(治疗碗)	20	取出治疗巾,双折铺于治疗盘上	4
		扇形折叠治疗巾上层,内面朝上	2
		治疗碗 2 只投放于治疗巾内层中部,碗内投放无菌纱布和器械,倾倒无菌溶液	10
		边缘反折,平整,且与治疗盘边缘对齐	2
		注明铺盘时间、失效期,签全名	2
无菌容器使用	6	开盖内面向上置于桌面或内面向下拿在手中,手拿盖不触及盖的内面及边缘	2
		无菌容器内壁及内容物不被污染	4
倒取无菌溶液	12	瓶盖打开前、后均需消毒,瓶盖内面和瓶口不被污染	8
		瓶签朝手心,旋转冲洗瓶口,往无菌治疗碗内倒入适量溶液	4
戴-脱灭菌手套	7	戴手套方法正确,手套外面不能触及非无菌物品	4
		脱手套方法正确,污染面全部翻转到内面脱下【计时结束】	3
操作后处理	7	正确处理用物;擦拭盘、台、车	5
		洗手、脱口罩	2

续　表

项　目	分值	操　作　要　点	标准分
效果评价	4	操作时间≤8 min,每超过30 s扣1分	2
		无菌概念明确,疑似污染即更换,不跨越无菌区	2
素养评价	4	严谨细致,动作轻稳、连贯、有序、节力	4
总分	100		100

注:(1) 打开无菌容器或溶液前未佩戴口罩,操作中未作纠正者,判为"不及格";
　　(2) 使用过期或被污染无菌物品,直接判为"不及格"。

常见问题的预防与处理

(一) 物品污染

1. 预防

(1) 操作环境符合要求。

(2) 操作者着装规范,按要求佩戴帽子、口罩,严格手卫生。

(3) 选用物品、溶液符合无菌要求。

(4) 操作中手不触及容器盖、罐内面以及打开的无菌包内部物品。

(5) 打开的无菌溶液瓶口需消毒,并充分冲洗。

(6) 戴好无菌手套后,双手不再触碰非无菌物品。

2. 处理

(1) 溶液及一次性物品按要求处置。

(2) 耐用品重新灭菌处理。

(3) 疑似污染的物品和溶液不得继续使用。

(二) 非一次性物品反复重复灭菌

1. 预防

(1) 无菌物品按失效时间先后有序存放。

(2) 取用无菌物品时按失效时间先后有序取用。

(3) 每日检查、整理备用无菌物品。

2. 处理

(1) 加强无菌物品管理制度建设。

(2) 加强人员培训与管理。

实操后反思

(1) 说出清洁、消毒、灭菌的概念。

(2) 无菌操作的基本原则有哪些?注意事项有哪些?

(3) 常用物理、化学消毒灭菌的方法有哪些?其特点分别是什么?

第三节·穿脱隔离衣

隔离衣(isolation gowns)是用于保护医务人员避免受到血液、体液和其他感染性物质污染,或用于保护患者避免感染的防护用品。

学习目标 ●

(一)识记

(1)能正确阐述隔离衣挂在半污染区或污染区,隔离衣清洁面朝向的区别。

(2)能正确阐述隔离衣在穿脱过程中清洁与污染的部位。

(3)能正确阐述穿脱隔离衣的评估内容。

(二)理解

(1)能用自己的语言解释在清洁区、半污染区和污染区三区自我防护要求的目的和意义。

(2)能区分隔离衣在穿脱过程中清洁与污染的部位。

(3)能区分隔离与保护性隔离。

(三)运用

能规范、熟练地完成穿脱隔离衣、流动水洗手和用物的分类处理。

操作过程 ●

(一)用物准备

① 隔离衣,1件;　② 一次性外科口罩,1个;　③ 一次性医用圆帽,1个;

④ 洗手刷,若干;　⑤ 毛巾,若干;　⑥ 脚垫,1个;

⑦ 污物桶,2个;　⑧ 污衣袋,1个;　⑨ 清水,1盆;

⑩ 消毒水,1盆;　⑪ 速干手消毒剂,1瓶。

(二)操作流程

详见思维导图1-3(见下页)。

(三)注意事项

(1)保持隔离衣里面及衣领清洁,系领口时勿使衣袖及袖带触及面部、衣领和工作帽等。隔离衣须完全覆盖工作衣,有破损或潮湿时,应立即更换。

(2)穿隔离衣时避免接触清洁物;穿隔离衣后,限在规定区域内进行工作,不允许进入清洁区及走廊。

(3)隔离衣应每天更换一次。如有潮湿、污染或接触不同病种患者时应更换隔离衣。

(四)操作评分标准

详见表1-3。

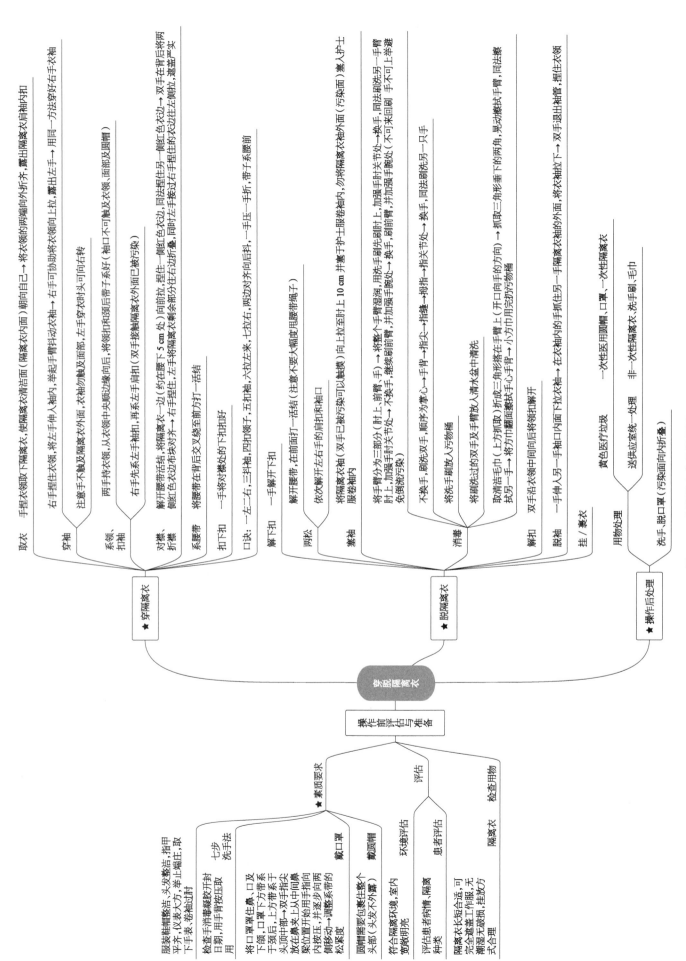

图 1-3 穿脱隔离衣思维导图

表 1-3 穿脱隔离衣评分标准

项 目	分值	操 作 要 点	标准分
仪容仪表	5	服装、鞋帽整洁	2
		头发整洁,指甲平齐	1
		仪表大方,举止端庄	2
操作前准备	10	洗手、戴口罩[1]	3
		评估检查环境、用物、患者(含隔离衣检查)	4
		取下手表,卷袖过肘	3
穿衣	25	【计时开始】持衣	2
		穿袖(一左二右三伸手)	8
		系领、扣袖	6
		对襟、折襟	4
		系腰带	2
		扣下扣	3
脱衣前	10	解下扣	2
		松腰带打结	3
		解袖口,塞袖口	5
六步洗手法	10	洗手范围(双手、手腕及腕上 10 cm)、顺序、方法	6
		洗手时间(揉搓双手 15 s)	2
		擦手方法(避污纸或小毛巾)	2
脱衣	10	解领口	4
		脱袖包手退出	4
		挂衣或备洗【计时结束】(≤8 min)	2
操作后处理	10	卫生洗手(肥皂擦洗大于 15 s)	5
		用物处理(口罩污面向内折叠)	5
效果评价	16	动作轻巧稳重	2
		操作时间≤8 min,每超过 30 s 扣 1 分	4
		隔离概念明确、无污染[2]	10
素养评价	4	严谨细致,严格遵守消毒隔离技术	4
总分	100		100

注:[1] 未按照七步法洗手者,该次操作判为"不及格";
　　[2] 隔离概念不明确、严重污染 2 次,该次操作判为"不及格"。

常见问题的预防与处理 ●━━━━━━━━━━━━━━━━━━━━━━━━━━

（一）环境及物品污染

1. 预防

（1）严格"三区"管理。

（2）严格执行手卫生,戴手套不能代替洗手。

（3）污染物品不带入清洁区及内走廊。

（4）隔离衣潮湿、污染或接触不同病种患者时需更换。

2. 处理

（1）及时更换衣物。

（2）对污染物品、环境进行终末消毒。

（二）职业暴露

1. 预防

（1）严格"三区"管理。

（2）按照传染等级穿戴隔离衣、帽、手套、鞋套、护目镜、面屏等防护。

（3）严格遵守防护要求,定时更换防护衣物。

（4）污染的双手不得触及衣物内面。

（5）规范穿、脱隔离衣物操作流程及动作。

2. 处理

（1）及时进行全身消杀。

（2）根据污染情况,做好相关预防处置。

实操后反思 ●━━━━━━━━━━━━━━━━━━━━━━━━━━━━━━━━

（1）隔离衣挂在潜在污染区,哪一面向外? 挂在污染区,哪一面向外?

（2）什么时候应用洗手液和流动水洗手? 什么时候宜使用速干手消毒剂消毒双手代替洗手? 什么情况下应先洗手,再进行卫生手消毒?

（3）医用口罩有几种? 分别推荐在什么情况下使用? 使用多久需更换?

（4）隔离工作中应遵循的原则有哪些?

（5）基于切断传播途径的隔离预防与保护性隔离的区别?

第四节 · 穿 脱 防 护 服

防护服(protective clothing)是医务人员进入感染区域时所使用的防护用品,用于隔离病菌、血液、体液等感染性物质,防止细菌穿透引起间接感染和病毒交叉感染,同时也可以保护患者不被反向传播,保障人员的安全和环境清洁。

学习目标

（一）识记

（1）能正确阐述更换医用防护口罩的时机。

（2）能正确阐述穿脱防护服的注意事项。

（二）理解

（1）能用自己的语言解释穿脱防护服时须严格按照要求和流程并两人互检的目的。

（2）能用自己的语言解释如何预防和处理穿脱防护服的常见问题。

（三）运用

（1）能规范、熟练地完成佩戴防护面罩、护目镜和防护口罩以及穿脱防护服。

（2）能正确完成用物的分类处理。

操作过程

（一）用物准备

① 一次性医用防护服,1 件;

② 一次性医用防护口罩(N95),1 只;

③ 一次性医用圆帽,1 个;

④ 一次性医用手套,1 副;

⑤ 一次性医用外科手套,1 副;

⑥ 一次性医用口罩,1 只;

⑦ 医用防护面屏或医用防护目镜,1 个;

⑧ 一次性鞋套(按需),1 双;

⑨ 速干手消毒剂,1 瓶;

⑩ 医疗废物桶,1 只;

⑪ 消毒浸泡桶,1 只。

（二）操作流程

详见思维导图 1 - 4(见下页)。

（三）注意事项

（1）先取出防护服并从上至下拉开拉链,让衣服变得松散,再绷紧脚尖,让双腿依次伸入防护服裤腿中;之后上拉防护服,并依次将胳膊伸入防护服衣袖中,再将拉链拉上。注意防护服帽子要完全遮挡一次性医用圆帽,防护服的颈部不能遮挡医用防护口罩。

（2）在脱下手套前要尽量避免接触医用防护服的外面,手套脱下后要尽量接触医用防护服的内面。防护服脱下后应当是内面朝外,将外面和污染物包裹在里面,避免接触到人体和环境。

（3）在工作过程中,若防护服等防护用品发生破损或潮湿时,应立即更换。

（4）在污染区不得用手触碰口罩、防护服以及面屏等内面。

（5）防护服、医用圆帽、医用防护口罩、面屏及护目镜建议使用时间为 4 h。

（6）污染区工作期间,自觉身体不适先暂停操作,如不能缓解应严格遵守洗消规程立即撤离至清洁区。

（四）操作评分标准

详见表 1 - 4。

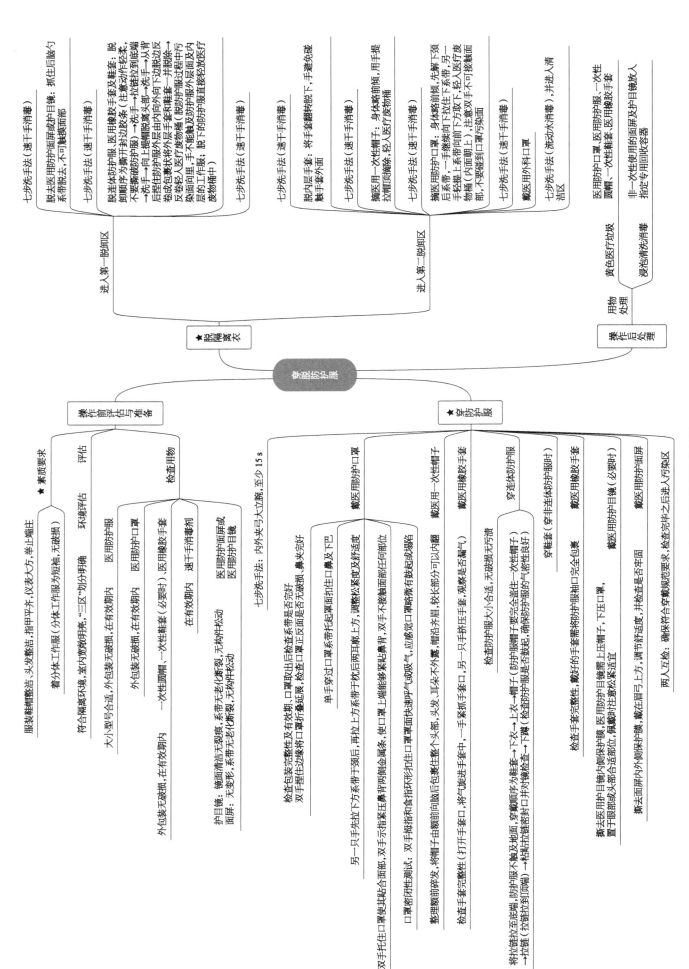

图 1 - 4　穿脱防护服思维导图

表 1－4　穿脱防护服评分标准

项　目	分值	操　作　要　点	标准分
仪容仪表	5	服装、鞋帽整洁	2
		头发整洁,指甲平齐	1
		仪表大方,举止端庄	2
操作前准备	5	着分体工作服	2
		评估检查环境、用物(选择合适型号,检查有效期及是否符合质量标准)	3
穿防护服	38	【计时开始】七步洗手法	3
		戴医用防护口罩(口罩密闭性测试)	3
		戴医用一次性帽子	3
		戴一次性医用手套(检查手套完整性)	3
		穿连体防护服(下衣-上衣-帽子-拉链-封边)	10
		必要时选穿鞋套(穿非连体防护服时)	3
		戴医用防护目镜或戴医用防护面屏	3
		戴医用外科手套(检查手套完整性)	5
		两人互相检查(确保符合规范要求),进入污染区	5
脱防护服	36	进入第一脱卸区,洗手	3
		摘医用防护目镜或医用防护面屏,洗手	6
		脱连体防护服及鞋套、医用橡胶手套,洗手	10
		进入第二脱卸区,洗手	4
		脱内层手套,洗手	3
		摘医用一次性帽子,洗手	3
		摘医用防护口罩,洗手	3
		戴医用外科口罩,进入清洁区【计时结束】	4
操作后处理	6	不可重复使用的物品放入医疗废物桶	3
		可重复使用的物品放入指定专用回收容器内	3
效果评价	6	操作时间≤12 min,每超过 30 s 扣 1 分	3
		脱卸防护用品隔离概念明确,无污染	3
素养评价	4	严谨细致,严格执行隔离防控管理要求	4
总分	100		100

常见问题的预防与处理

(一) 环境及物品污染

1. 预防

(1) 严格"三区"管理。

(2) 禁止穿着防护服离开工作区域。

(3) 按照脱卸流程认真执行手卫生。

(4) 医用防护口罩、防护服等防护用品破损,以及被患者血液、体液、分泌物等污染物污染时应立即更换。

2. 处理

(1) 污染物品不得再次使用。

(2) 及时对污染物、污染环境进行彻底终末消毒。

(二) 职业暴露

1. 预防

(1) 严格"三区"管理。

(2) 严格按照穿戴要求穿戴防护服、医用防护口罩、手套等防护用品。

(3) 规范执行穿脱防护服操作流程及动作。

(4) 经第二人协助及检查,确认全部个人防护用品穿戴齐备、完好、大小合适后方可进入污染区。

2. 处理

(1) 如发生血液、体液暴露,应立即处理暴露部位,并及时消毒暴露部位,撤离隔离区。

(2) 如发生呼吸道暴露,应用规范实施手卫生后的手捂住口罩或紧急外加一层口罩撤离隔离暴露区→紧急通过脱卸区,按照规范要求脱卸防护用品→根据情况可用清水、0.1%过氧化氢溶液、安尔碘等清洁口腔/鼻腔,佩戴医用外科口罩后离开。

实操后反思

(1) 脱卸防护服时不能进行"喷洒消毒"的理由是什么?

(2) 医用防护口罩在什么情况下需要更换?

(3) 穿脱防护服时须严格按照要求和流程并两人互检的目的是什么?

(4) 医用护目镜出现雾气有哪些解决方法?

第二章

患者舒适技术

第一节·铺 床 术

床单位(bed unit)是医疗机构提供给患者使用的家具和设备。每个床单位配备的固定设施包括病床、全套卧具、床旁桌椅、负压吸引、给氧装置、电源插座等。床单位是患者住院期间用以休息、睡眠、饮食、排泄、活动和接受治疗的最基本生活单位,其设置及管理应以患者的舒适、安全、利于治疗与护理,以及疾病康复为前提。

根据护理需求,临床常用铺床术包括备用床(closed bed)、暂空床(unoccupied bed)和麻醉床(anesthetic bed)。

学习目标

(一)识记

(1)能正确阐述备用床、暂空床和麻醉床床单位准备要求及所需用物。

(2)能正确阐述保持床单位设备呈备用状态的要求。

(二)理解

(1)能用自己的语言解释三种铺床术中的人体力学原理。

(2)能区分各种铺床术的异同点。

(三)运用

能在规定时间内完成铺备用床,做到态度认真、方法正确、步骤有序、过程完整、节力节时,达到平、正、美、实的要求。

操作过程

(一)用物准备

① 病床,1 张;　　② 床垫,1 张;　　③ 棉胎,1 条;

④ 被套,1 个;　　⑤ 枕芯,1 个;　　⑥ 枕套,1 个;

⑦ 大单,1 条;　　⑧ 中单,2 条;　　⑨ 橡胶单,2 条;

⑩ 速干手消毒剂,1 瓶;　　⑪ 麻醉护理盘,1 个。

治疗巾内备:

- 开口器,1个;
- 短镊,1个;
- 吸痰管,1根;
- 棉签,1包。

- 治疗碗,1个;
- 输氧管,1根;
- 纱布,1块;

- 拉舌钳,1个;
- 压舌板,1根;
- 牙垫,1个;

治疗巾外备:

- 血压计,1个;
- 胶布,1卷;

- 听诊器,1个;
- 护理记录单及病历夹,1个。

- 手电筒,1个;

(二)操作流程

详见思维导图 2-1、2-2(见第 21、22 页)。

(三)注意事项

(1)按取用顺序放置用物。

(2)有脚轮的床,应先固定,并调整方便操作的床面高度。

(3)操作时身体尽量靠近病床,双脚前后或左右稍分开,屈膝以降低身体重心,背部挺直防止腰背肌损伤。

(4)床单四角紧实、床面平整无皱褶。

(5)使用橡胶单或防水布时,避免其直接接触患者皮肤。

(6)盖被平整,被头无空虚。

(7)避免在室内同时进行无菌操作。

(四)操作评分标准

详见表 2-1、2-2。

表 2-1 备用床评分标准

项　目	分值	操　作　要　点	标准分
仪容仪表	5	服装、鞋帽整洁	1
		头发整洁,指甲平齐	2
		仪表大方,举止端庄	2
操作前准备	10	评估病室环境符合要求,无治疗、护理或进餐	3
		检查床头桌、功能带配件(功能按钮)、刹车、床垫、床栏、床摇手	3
		洗手、戴口罩	2
		备齐用物,按顺序放置于车上层	2
铺大单	29	【计时开始】移桌距床头 20 cm,移椅距床尾 15 cm	2
		大单放置正确,铺开方式正确	4
		折角手法、顺序正确(右上—右下—左上—左下)	6
		大单四角平紧	8
		大单中线对齐、平紧、无皱褶	9

续　表

项　目	分值	操　作　要　点	标准分
套被套	34	被套放置正确,展开方式正确	4
		棉胎放置正确,展开方式正确	4
		套棉胎方法正确	4
		被套中线与床中线对齐	3
		被套、棉胎平整	8
		反折被筒,两边与床缘平齐,被尾反折于床垫下	8
		被头充实,无虚边	3
套枕套	6	套枕套,四角充实,拍松枕芯	4
		棉被四折于床尾,枕头正放于床头中间,开口背门	2
操作后处理	4	移回床旁桌椅【计时结束】	2
		洗手、脱口罩	2
效果评价	8	操作时间≤6 min,每超过30 s扣1分	3
		符合节力原则	2
		床单位平实、整洁、美观	3
素养评价	4	严谨细致,动作轻稳、连贯、有序	4
总分	100		100

表2-2　麻醉床评分标准

项　目	分值	操　作　要　点	标准分
仪容仪表	5	服装、鞋帽整洁	1
		头发整洁,指甲平齐	2
		仪表大方,举止端庄	2
操作前准备	10	洗手、戴口罩	2
		评估病室环境是否符合要求	2
		备齐用物,检查麻醉护理盘用物	4
		按顺序放置于车上层	2
铺大单	20	【计时开始】移桌距床头20 cm,移椅距床尾15 cm	5
		大单放置正确、中线对齐	5
		折角手法正确、顺序正确、四角平紧	5
		床边、床面平紧、无皱褶	5

项　目	分值	操　作　要　点	标准分
铺橡胶单、中单	10	铺单方法、顺序正确	5
		铺平、拉紧、中线对齐	5
套被套	30	被套放置正确,展开方式正确	4
		棉胎放置正确,展开方式正确	4
		套棉胎方法正确	4
		被套、棉胎均平整	6
		被头充实,无虚边	3
		被尾反折于床垫上	3
		将盖被纵向三折叠于一侧床边,开口处向门	6
套枕套	8	套枕套,四角充实,拍松枕芯	5
		将枕头横立于床头	3
备麻醉护理盘	3	检查麻醉护理盘用物	3
操作后处理	5	移回床旁桌椅【计时结束】	1
		污被单直接放进污单包内或被服车下层	2
		洗手、脱口罩	2
效果评价	5	床单位平实、整洁、美观	3
		操作时间≤8 min,每超过30 s扣1分	2
素养评价	4	严谨细致,动作轻稳、连贯、有序,注意节力	4
总分	100		100

常见问题的预防与处理 ●

(一)床单位松散

1. 预防

(1)床单、被套及枕套大小规格合适。

(2)强化操作规范性训练。

2. 处理

(1)选用合适的床单、被套及枕套。

(2)操作规范,床单、被套及枕套要达到平、正、美、实的要求。

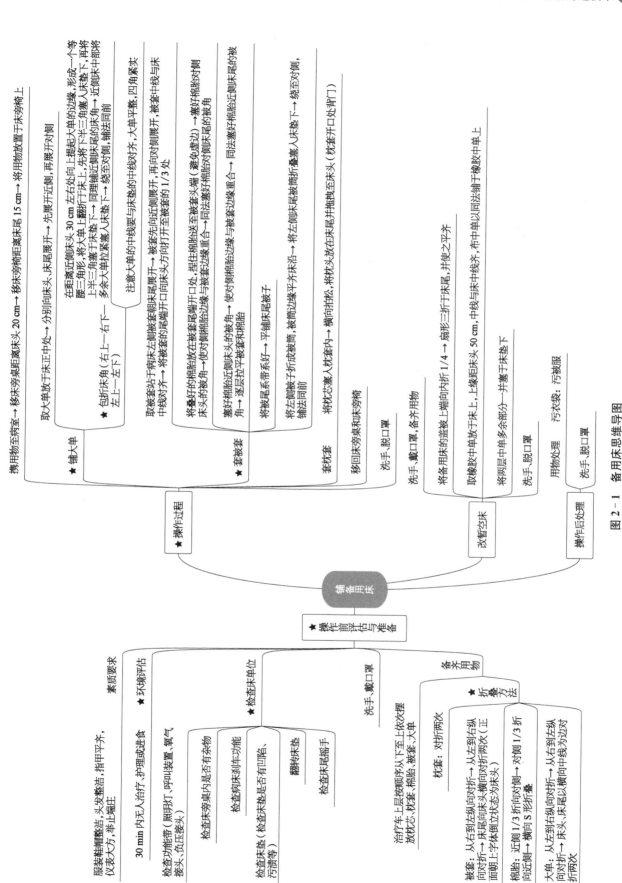

图 2-1 备用床思维导图

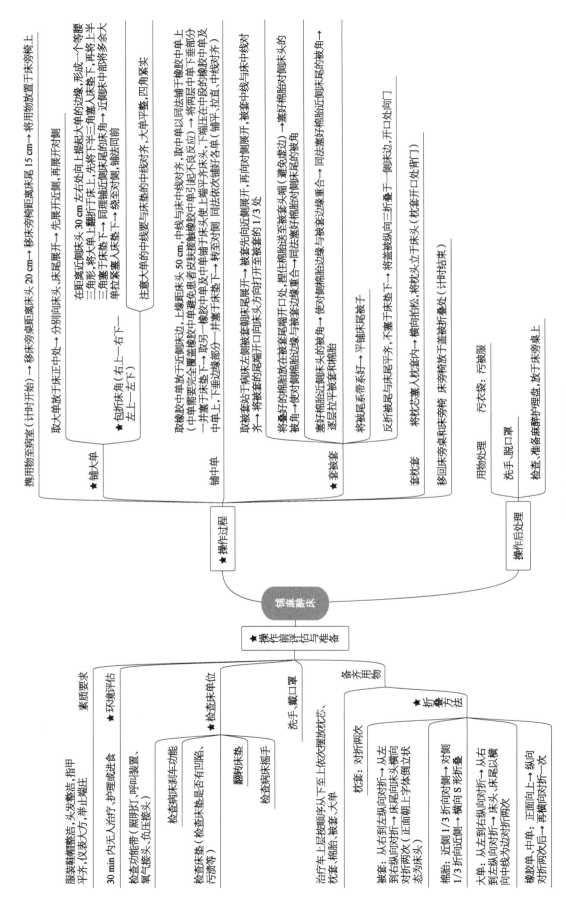

图 2 - 2 麻醉床思维导图

（二）操作者关节扭伤

1. 预防

（1）操作中保持双手和手臂动作协调,应用臂力,减少腕部用力。

（2）身体尽量靠近病床,背部挺直,降低重心减少弯腰;双脚前后或左右稍分开,屈膝,身体重心随操作移向一侧下肢。

（3）操作中严格遵循节力原则。

2. 处理

（1）停止操作,休息并制动。

（2）根据医生建议予恰当处置。

实操后反思

（1）铺床前如何检查床单位各项设备?目的是什么?

（2）铺床时如何做到节力?

（3）铺床要求平、正、美、实的目的是什么?

（4）操作中如何避免腰背肌劳损?

第二节·变换卧位术

卧位(lying position)是患者卧床的姿势。正确的卧位能够促进患者舒适、预防并发症的发生。协助长期卧床患者变换卧位,可避免局部长期受压导致的压力性损伤、呼吸道分泌物不易咳出导致的坠积性肺炎等。

学习目标

（一）识记

（1）能正确阐述一人帮助患者翻身术和两人帮助患者翻身术分别适用的人群。

（2）能正确阐述一人帮助患者移向床头和两人帮助患者移向床头分别适用的人群。

（3）能正确阐述轴线翻身的配合要点。

（二）理解

（1）能用自己的语言解释规范操作对保障患者安全的意义。

（2）能用自己的语言解释如何根据患者病情选择合适的变换卧位方法。

（三）运用

能根据病情为患者进行变换卧位,做到遵循人体力学原理、备物齐全、步骤有序、动作轻柔、方法正确、省时省力、态度认真、体现人文关怀,使患者感到安全、舒适。

操作过程

（一）用物准备

① 病床,1 张;　　　　② 床垫,1 张;　　　　③ 速干手消毒剂,1 瓶。

（二）操作流程

详见思维导图 2-3。

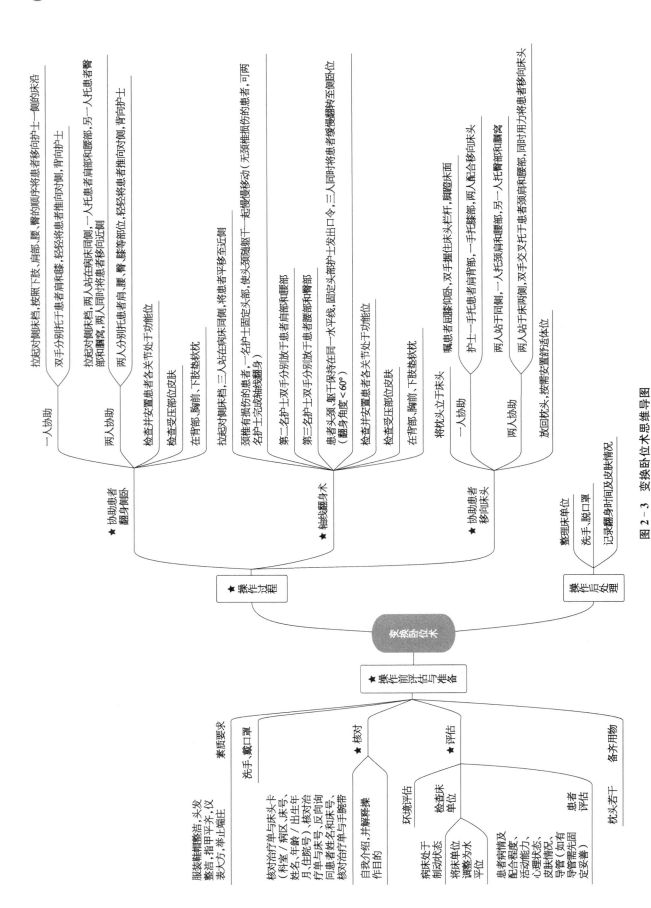

图 2-3 变换卧位术思维导图

（三）注意事项

（1）评估患者病情及配合程度,选择正确变换卧位的方法,防止职业损伤。

（2）有手术伤口的患者,应先检查敷料(无脱落、清洁干燥),如浸湿应先更换敷料后再变换卧位;颅脑术后患者,应健侧卧位或平卧位;颅骨和颈椎牵引的患者,变化卧位时不可放松牵引;石膏固定或伤口较大的患者,变换卧位后应将患处安置于合适位置。

（3）注意节力原则,变换卧位时,患者尽量靠近护士。

（4）变换卧位前,检查并确认病床处于制动状态。

（5）避免拖拉拽等动作,以免损伤皮肤。

（6）轴线翻身时,患者身体保持在同一轴线,避免脊柱错位造成二次损伤。

（7）一般情况下,至少每2 h变换一次卧位,根据病人病情及皮肤受压情况可适当调整。变换卧位做好记录。

（8）变换卧位时,注意保护患者及管路安全。

（9）变换卧位时,注意观察患者病情变化,如有异常,暂停操作。

（四）操作评分标准

详见表2-3。

表2-3　变换卧位术评分标准

项　目	分值	操　作　要　点	标准分
仪容仪表	5	服装、鞋帽整洁	1
		头发整洁,指甲平齐	2
		仪表大方,举止端庄	2
操作前准备	10	洗手、戴口罩	2
		检查、备齐用物(枕头若干)	2
		评估病室环境、患者病情、活动能力、心理状态、皮肤、导管	2
		核对患者,与患者沟通并解释	2
		检查并确认病床处于制动状态,妥善安置各管道	2
协助患者翻身侧卧	25	【一人协助】按照下肢、肩部、腰、臀的顺序将患者移向护士一侧的床沿	4
		双手分别托于患者肩和膝,轻轻将患者推向对侧,背向护士	3
		【两人协助】两人站在病床同侧,一人托患者肩部和腰部,另一人托患者臀部和腘窝,两人同时将患者移向近侧	6
		两人分别托患者肩、腰、臀、膝等部位,轻轻将患者推向对侧,背向护士	4
		检查并安置患者各关节处于功能位	3
		检查受压部位皮肤	2
		在背部、胸前、下肢垫软枕	3

项　目	分值	操　作　要　点	标准分
轴线翻身术	23	三人站在病床同侧,将患者平移至近侧	3
		颈椎有损伤的患者,一名护士固定头部,使头颈随躯干一起慢慢移动(无颈椎损伤的患者,可由两名护士完成轴线翻身)	2
		第二名护士双手分别放于患者肩部和腰部	2
		第三名护士双手分别放于患者腰部和臀部	2
		患者头颈、躯干保持在同一水平线,固定头部护士发出口令,三人同时将患者缓慢翻转至侧卧位(翻身角度<60°)	6
		检查并安置患者各关节处于功能位	3
		检查受压部位皮肤	2
		在背部、胸前、下肢垫软枕	3
协助患者移向床头	16	将枕头立于床头	2
		【一人协助】嘱患者屈膝仰卧,双手握住床头栏杆,脚蹬床面	3
		护士一手托患者肩背部,一手托膝部,两人配合移向床头	3
		【两人协助】两人站于同侧,一人托颈肩和腰部,另一人托臀部和腘窝;或两人站于床两侧,双手交叉托于患者颈肩和腰部,同时用力将患者移向床头	6
		放回枕头,按需安置舒适体位	2
操作后处理	5	整理床单位	1
		洗手、脱口罩	2
		记录翻身时间及皮肤情况	2
效果评价	10	操作时间≤12 min,每超过 30 s 扣 1 分	2
		必要时使用床栏	2
		患者舒适安全,导管敷料安置妥当、无脱落[1]	6
素养评价	6	向患者解释语言柔和恰当,态度和蔼可亲	2
		指导患者有效配合,询问患者感受,关心、尊重患者	2
		合理运用体现人文关怀的非语言沟通技巧	2
总分	100		100

注:[1] 发生坠床、导管或敷料脱落等,该项操作判"不及格"。

常见问题的预防与处理 ●━━━━━━━━━━━━━

（一）坠床

1. 预防

（1）躁动患者暂停变换卧位。

（2）病情较重、体重较大的患者，两名护士协助变换卧位。

（3）床脚刹车制动、架设床栏，做好安全防护。

2. 处理

（1）就地查看伤情，避免二次损伤。

（2）报告医生，共同做好病情监测和处理。

（3）做好不良安全事件上报及相关记录。

（二）病情突变

1. 预防

（1）操作前充分评估患者病情，确保操作安全。

（2）妥善安置引流管、伤口。

（3）操作中加强沟通，并密切观察病情。

（4）动作稳重、轻柔，防止肢体过度牵拉、皮肤擦伤。

（5）操作后确保安置患者舒适卧位，防止引流管、皮肤等过度受压。

2. 处理

（1）立即停止操作，对症处置。

（2）配合医生做好进一步救治。

（三）管路牵拉、扭曲、受压和脱出

1. 预防

（1）操作前告知患者配合要点及注意事项，获得患者配合。

（2）操作前后检查、妥善安置各管路。

（3）操作中加强沟通，并密切观察病情。

2. 处理

（1）患者主诉不适时，及时检查是否由管路牵拉引起。

（2）引流不畅时，检查管路是否扭曲、受压，及时复原、妥善固定，保持引流通畅。

（3）若引流管脱出，立即按管道脱出处理。

实操后反思 ●━━━━━━━━━━━━━

（1）协助患者变换卧位时，从哪几方面做好患者观察？如何保证患者安全？

（2）如何正确选择不同变换卧位的方法？

（3）轴线翻身的配合要点有哪些？

第三节 · 卧有患者床更单

床单位是患者住院期间用以休息、睡眠、饮食、排泄、活动和接受治疗的最基本生活单位。更换或整理卧有患者床(occupied bed),保持病床平整、无褶皱,使患者睡卧舒适,病室整洁美观;同时观察病情,协助患者变换卧位,预防压力性损伤及坠积性肺炎。

学习目标

(一)识记

(1)能正确阐述卧有患者床更单的目的。

(2)能正确阐述卧有患者床更单的常见问题与处理方法。

(二)理解

(1)用自己的语言解释扫尽患者枕下及身下碎屑的意义。

(2)用自己的语言解释如何做到清洁各单不被污染。

(三)运用

能根据病情为卧床患者更换床单,做到遵循人体力学原理、备物齐全、步骤有序、动作轻柔、方法正确、省时省力、态度认真、体现人文关怀,使患者感到安全、舒适。

操作过程

(一)用物准备

① 病床,1张;　　② 床垫,1张;　　③ 棉胎,1条;

④ 被套,1个;　　⑤ 枕芯,1个;　　⑥ 枕套,1个;

⑦ 大单,1条;　　⑧ 速干手消毒剂,1瓶;　　⑨ 中单,1条;

⑩ 床刷(含床刷套),1个;　　⑪ 病号服,按需。

(二)操作流程

详见思维导图2-4(见下页)。

(三)注意事项

(1)评估操作难易程度,运用人体力学原理,防止职业损伤。

(2)操作过程中观察患者生命体征、病情变化、皮肤情况,注意保暖,保护患者隐私,避免牵拉管路。协助患者移向床头时,注意不可拖拉患者,以免擦伤皮肤。

(3)操作中合理使用床栏保护患者,避免坠床。

(4)使用橡胶单或防水布时,避免其直接接触患者皮肤。

(5)避免在室内同时进行无菌操作。

(四)操作评分标准

详见表2-4。

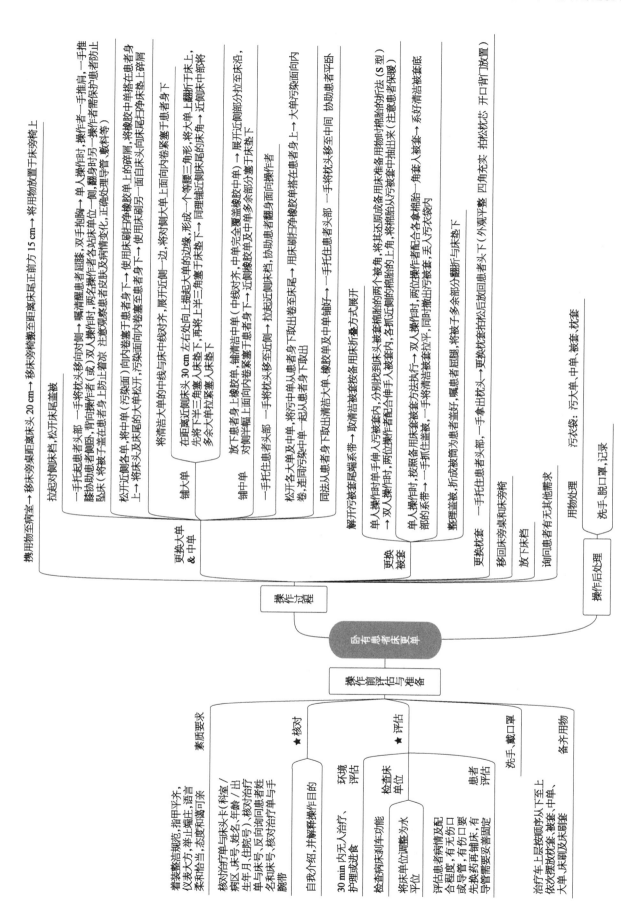

图 2-4 卧有患者床更单思维导图

表 2－4　卧有患者床更单评分标准

项　目	分值	操　作　要　点	标准分
仪容仪表	5	服装、鞋帽整洁	1
		头发整洁,指甲平齐	2
		仪表大方,举止端庄	2
操作前准备	10	洗手、戴口罩	2
		检查、备齐用物,按取用顺序合理放置	4
		评估病室环境、患者病情、活动能力、心理状态	2
		与患者沟通并解释	2
更换大单、中单	36	【计时开始】移开床旁桌椅	2
		松被尾,松床单正确	2
		移枕头,翻身方法正确	6
		观察患者皮肤及病情变化,正确处理导管、敷料等	6
		扫床褥(湿式)	2
		换床单顺序及手法正确	8
		大单、中单平整,四角包紧,中线对正	10
更换被套	20	更换被套步骤、方法正确	4
		被套、棉胎内外平整	5
		被筒对称,两侧齐床沿,被头充实不空虚	6
		助患者取舒适卧位,保暖	5
更换枕套	8	更换方法正确	4
		外观平整,四角充实,拍松枕芯	2
		开口背门放置	2
操作后处理	5	移回床旁桌椅【计时结束】	2
		污被单处理妥当、洗手、脱口罩	3
效果评价	10	操作时间≤15 min,每超过 30 s 扣 1 分	2
		铺面平整,整洁美观	2
		患者舒适安全,导管敷料安置妥当、无脱落[1]	6
素养评价	6	向患者解释语言柔和恰当,态度和蔼可亲	2
		指导患者有效配合,询问患者感受,关心、尊重患者	2

续　表

项　目	分值	操　作　要　点	标准分
素养评价	6	合理运用体现人文关怀的非语言沟通技巧	2
总分	100		100

注：[1] 更单时如患者发生坠床、导管或敷料脱落等，该项操作判"不及格"。

常见问题的预防与处理

参见本章第二节变换卧位术。

实操后反思

（1）如何协助左侧肢体偏瘫患者穿、脱开襟上衣？

（2）患者行左侧胫腓骨骨牵引，床单上有血迹需更换，操作中有何注意点？

（3）患者行左侧胸腔闭式引流，高热后出汗，病员服已汗湿。你将如何协助该患者更单？

患者安全技术

第一节·搬运法

平车运送术（trolley transportation）是运送不能起床的患者入院、检查、治疗或手术的方法。

轮椅护送术（wheelchair transportation）是护送不能行走的患者入院、检查、治疗或进行室外活动的方法，也是帮助患者下床活动，促进血液循环和体力恢复的有效手段。

学习目标 ●

（一）识记

（1）能正确描述协助不同体位患者移动的动作要领。

（2）能正确描述轮椅、平车运送患者时病情观察要点。

（二）理解

（1）能用自己语言阐述平车、轮椅运送患者进出房间、电梯、上下坡道时的操作要点。

（2）能举例描述各种搬运法注意事项。

（三）运用

（1）能运用人体力学原理，安全实施不同体位患者在平车、轮椅和床、椅间的移动。

（2）掌握单人、多人搬运动作要领，做到动作协调一致、关爱患者、操作节力，使患者感到安全、舒适。

操作过程 ●

（一）用物准备

① 平车，1辆；　　　　　② 枕头，1个；　　　　　③ 盖被，1条；

④ 毛毯，按需；　　　　　⑤ 轮椅，1辆；　　　　　⑥ 速干手消毒剂，1瓶。

（二）操作流程

详见思维导图3-1（见下页）。

（三）注意事项

（1）使用前应先检查轮椅和平车性能、固定带配置，保证完好无损方可使用；轮椅、平车放置位置合理，移动前应先固定。

搬运（轮椅、平车）

操作前评估与准备

素质要求
服装鞋帽整洁，头发整洁，指甲平齐，仪表大方，举止端庄

★核对并解释
- 核对治疗单与床头卡（科室／病区、床号、姓名、年龄／出生年月、住院号）、核对治疗单与床号、反向询问患者姓名和床号、核对治疗单与手腕带
- 解释操作目的

★评估
- 评估环境：室内宽敞，布局合理，光线充足明亮
- 评估患者：移开桌椅评估患者病情及配合程度
- 洗手、戴口罩

★检查用物
- 病床：病床刹车功能良好
- 平车：平车刹车功能良好，床档无损坏，约束带齐全卡扣功能良好
- 轮椅：轮椅刹车功能良好，约束带齐全卡扣功能良好
- 枕头、毛毯、盖被：清洁干燥可以使用

操作过程

平车运送术

★核对治疗单与床头卡、核对治疗单与床号、询问患者姓名和床号、核对治疗单与手腕带，再次向患者及家属解释搬运的目的

妥善安置患者身上的导管

★搬运患者

★挪动术
- 移开床旁桌，松开患者盖被，嘱患者自行移至床边
- 将平车推至床旁与床平行，紧靠床边抵住，踩下刹车
- 协助患者按照上半身→臀部→下肢的顺序向平车挪动 使患者的头部卧于大轮端
- （适用于病情较轻的患者）

★单人搬运术
- 将床旁椅移至对侧床尾，松开患者盖被
- 将平车推至床尾，使平车头端与床尾呈钝角，踩下刹车
- 搬运者站于床边，两脚一前一后稍屈膝做弓步状
- 一手自患者腋下伸入至对侧肩外侧，一手伸入至对侧大腿下，嘱患者双臂交叉勾于搬运者颈部（手臂伸入时嘱患者略抬起身体）
- 抱起患者，移至平车，使患者平卧
- （适用于小儿或体重较轻，不能自行挪动病情允许者）

两人或三人搬运术
- 将床旁椅移至对侧床尾，松开患者盖被
- 将平车推至床尾，使平车头端与床尾呈钝角，踩下刹车
- 两人或三人站于床的同侧，姿势同单人法
  - 两人法：甲一手臂托住患者头颈及肩部，一手托住腰部→乙一手托住患者臀部，一手托住腘窝处
  - 三人法：甲托住患者的头、肩胛部→乙托住患者的背、臀部→丙托住患者的腘窝和小腿处
- 喊合力抬起，同时移至平车，使患者平卧（需一人喊口令）
- （适用于病情较轻，但不能自行活动者）

四人搬运术
- 移开床旁桌椅，在患者身下铺一中单或大单（便于抬起患者）
- 将平车与病床纵向紧靠在一起，踩下刹车
- 甲站于床头托住患者的头及肩部→乙站于床尾托住患者的两腿 丙和丁分别站于平车及病床的两侧，抓住中单四角
- 一人喊口令 四人同时发力抬起患者 轻轻移至平车中央 取合适卧位
- （适用于颈、腰部骨折，体重较重或病情较重者）

妥善固定患者，为患者盖好盖被，注意保暖，边缘部分向内折叠

拉起平车两侧床档，保护患者安全，防止跌落

站于患者头侧，护送患者前往目的地（站在头侧以便观察病情变化，上下坡时患者头部处于高侧）

轮椅护送术

推轮椅至病房核对治疗单与床头卡、核对治疗单与床号、询问患者姓名和床号、核对治疗单与手腕带再次向患者及家属解释搬运的目的

★协助坐轮椅
- 将轮椅推至床边，使轮椅背与床尾平齐，面向床头（或呈45°），翻起脚踏板，拉起扶手两侧的刹车闸
- 扶患者坐起（身体虚弱者需稍作适应 避免直立性低血压），协助患者穿衣鞋
- 将双臂伸入患者肩下，协助其慢慢下床，一并转向轮椅，让患者坐入轮椅→嘱患者尽可能向后坐（不向前倾斜及自行下车）
- 放下脚踏板，嘱患者双脚置于脚踏板上，两手臂放在扶手上，根据季节及患者需求采取保暖措施
- 妥善使用约束带固定患者，松开刹车闸，推患者至目的地（下坡需减速，上坡或过门槛需翻前轮）

★协助下轮椅
- 将患者推至床边，使轮椅背与床尾平行（或呈45°）拉下刹车闸固定，保证患者安全
- 翻起脚踏板，嘱患者站起时采用较有力的腿支撑体重
- 站在患者面前，两腿一前一后并屈膝（弓步），嘱患者双手搭在操作者肩上，双手扶住患者腰部，用膝盖顶住患者膝部
- 协助患者缓慢转向床沿，坐于床缘，脱去鞋子
- 协助患者取舒适卧位，盖好被子注意保暖
- 整理床单位，观察询问患者有无不适

操作后处理
- 处理用物：平车、轮椅放置原处（污染后需放置指定地点消毒过后使用）
- 洗手、脱口罩，记录

图 3-1 搬运（轮椅、平车）思维导图

（2）轮椅、平车使用中注意观察病情变化,确保安全。

（3）保护患者安全、舒适,注意保暖,骨折患者应固定好骨折部位再搬运。

（4）遵循节力原则,速度适宜。

（5）搬运过程中,妥善安置各种管路,避免牵拉。

（6）安全带妥善固定患者躯干和肢体,防跌倒。

（7）使用过床易时床和平车之间不能有较宽的缝隙,其距离不能超过 15 cm。

（四）操作评分标准

详见表 3 - 1。

表 3 - 1　搬运（轮椅、平车）评分标准

项　目	分值	操　作　要　点	标准分
仪容仪表	5	服装、鞋帽整洁	1
		头发整洁,指甲平齐	2
		仪表大方,举止端庄	2
操作前准备	15	洗手、根据需要戴口罩、无长指甲	3
		用物准备检查（床、轮椅、平车刹车性能良好、约束带齐全、卡扣性能良好）	4
		评估环境,布局合理,按需移开桌椅。评估患者病情、需协助程度	5
		核对患者并解释【计时开始】	3
轮椅/平车搬运	50	轮椅（平车）摆放位置适当	5
		正确固定轮椅（平车）	5
		合理安置导管或液体等	5
		安置合理卧位或肢体位置（操作前后）	8
		正确扶助患者坐椅/床	8
		妥善固定患者躯干、肢体	5
		松闸推椅或车。正确处置上下坡、进出电梯等	8
		护送过程中密切观察患者病情	6
操作后处理	10	协助患者取舒适卧位【计时结束】	5
		正确分类处理相关用物、洗手	5
效果评价	14	动作轻稳、准确	2
		操作时间≤6 min,每超过 30 s 扣 1 分	2
		爱伤观念强、无患者损伤发生[1]	10

续　表

项　目	分值	操　作　要　点	标准分
素养评价	6	向患者解释语言柔和恰当,态度和蔼可亲	2
		指导患者配合有效,询问患者感受,关心患者	2
		合理运用体现人文关怀的非语言沟通技巧	2
总分	100		100

注:[1]造成患者坠床、摔倒等明显损伤的本次操作判为"不及格"。

常见问题的预防与处理 ●

(一)擦伤

1. 预防

(1)搬运前,告知患者配合要点及注意事项,获得患者配合。

(2)搬运患者时动作轻稳,避免对患者拖、拉、拽等动作。

2. 处理

(1)伤口清创,避免发生感染。

(2)保持创面清洁干燥。

(二)关节脱位

1. 预防

(1)搬运患者时动作轻稳,避免对患者拖、拉、拽等动作。

(2)体态肥胖患者,双人或多人协作搬运,做到动作整齐一致。

2. 处理

(1)肢体制动,避免二次损伤。

(2)一旦发生关节脱位,护士应立即通知医生,及时进行手法复位。

(三)坠床

1. 预防

(1)搬运前详细评估患者的病情、平车或轮椅的功能等,选择安全的搬运方法。

(2)平车或轮椅放置位置合理,搬运患者前应先固定。

(3)搬运过程中指导患者注意事项,使用床栏或约束带保护。

(4)使用过床易时床和平车之间的距离不能超过15 cm。

2. 处理

(1)就地处置、评估伤情、妥善安置患者。

(2)汇报医师及护士长,协助医师进行处置。

(四)导管脱落

1. 预防

(1)搬运中妥善安置各导管,避免牵拉,严密观察。

(2)病情允许情况下,各种引流管搬运前尽量夹闭。

2. 处理

（1）根据导管类型采取相应应急措施。

（2）汇报医师及护士长，遵医嘱进行处理。

实操后反思

（1）搬运时如何做到节力和团队合作？

（2）如何安全地将腰部骨折患者从平车转移到床上？

（3）如何保障搬运途中患者安全？

第二节·保护具使用

应用保护具（protective device），是为了防止高热、谵妄、昏迷、躁动及危重症患者因虚弱、意识不清而发生坠床、撞伤、抓伤等意外，约束患者身体全部或某部位的活动，或者为了保护受压部位而采取的必要措施，以达到维护患者安全、舒适及治疗疾病的目的。

学习目标

（一）识记

（1）能正确说出保护具的适用范围。

（2）能正确说出保护具使用的注意事项。

（二）理解

（1）能用自己的语言解释保护具使用期间定时观察的意义。

（2）能用自己的语言向患者及家属解释保护具使用的目的。

（三）运用

（1）能根据患者需要正确使用适当的保护具，做到态度认真、沟通有效、关爱患者，使患者感到安全、舒适。

（2）能保持保护具使用期间患者肢体功能。

操作过程

（一）用物准备

① 棉垫，若干；　　② 宽绷带约束带，若干；　　③ 肩部约束带，1 条；

④ 膝部约束带，1 条；　　⑤ 大单，1 条；　　⑥ 速干手消毒剂，1 瓶。

（二）操作流程

详见思维导图 3-2（见下页）。

（三）注意事项

（1）严格掌握保护具应用的适应证，维护患者的自尊。使用前应取得患者及家属的知情同意，如非必须使用，尽可能不用。

（2）保护具只宜短期使用。使用期间保持肢体及各关节处于功能位，并协助患者经常更换体位。为患者翻身时，严禁同时松开全部约束带。

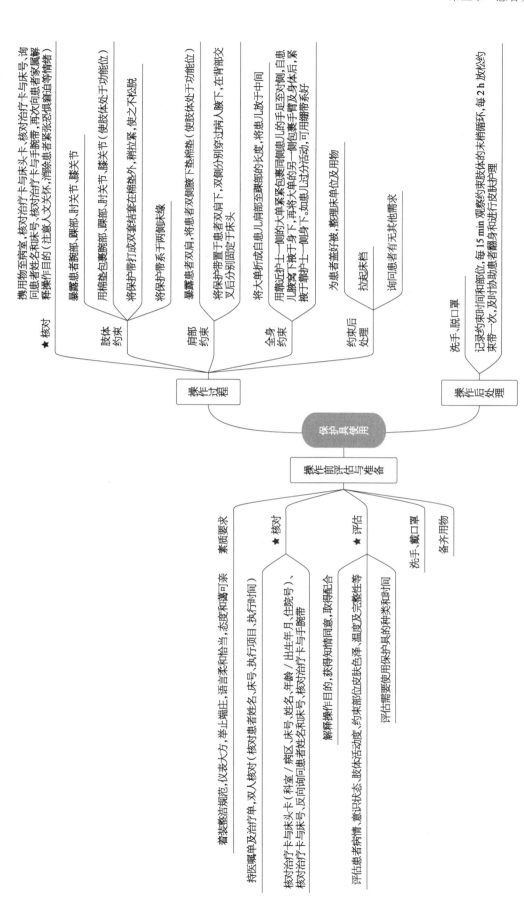

图 3 - 2 保护具思维导图

（3）使用约束带时，其下需垫衬垫，固定松紧适宜，并定时松解，每2h放松约束带一次。

（4）注意观察受约束部位的末梢循环情况，每15 min观察一次，发现异常及时处理。必要时进行局部按摩，促进血液循环。

（5）记录使用保护具的原因、时间、观察结果、相应的护理措施及解除约束的时间。

（6）在床尾挂黄色标记牌，以示提醒。

（7）随时评估保护具使用情况。严格交接班制度。

（四）操作评分标准

详见表3-2。

表3-2 保护具使用评分标准

项 目	分值	操 作 要 点	标准分
仪容仪表	6	服装、鞋帽整洁，仪表大方，举止端庄	4
		语言柔和恰当，态度和蔼可亲	2
评估	12	评估患者病情、意识状态、肢体活动度、约束部位皮肤色泽、温度及完整性等	4
		评估需要使用保护具的种类和时间	4
		向患者和家属解释约束的必要性、保护具作用及使用方法，知情同意，取得配合	4
操作前准备	4	根据约束部位准备好棉垫、保护带或绷带等	4
肢体约束	18	暴露患者腕部、踝部、肘关节、膝关节【计时开始】	2
		用棉垫包裹腕部、踝部、肘关节、膝关节	4
		将保护带打成双套结套在棉垫外，稍拉紧，使之不松脱	5
		将保护带系于两侧床缘	3
		为患者盖好被，整理床单位及用物	4
肩膀约束	18	暴露患者双肩，将患者双侧腋下垫棉垫	5
		将保护带置于患者双肩下，双侧分别穿过患者腋下，在背部交叉后分别固定于床头	8
		为患者盖好被，整理床单位及用物	5
全身约束	19	将大单折成自患儿肩部至踝部的长度，将患儿放于中间	6
		用靠近护士一侧的大单紧紧包裹同侧患儿的手足至对侧，自患儿腋窝下掖于身下，再将大单的另一侧包裹手臂及身体后，紧掖于靠护士一侧身下	10
		如患儿过分活动，可用绷带系好	3
操作后处理	6	床旁悬挂记录单[1]	3
		洗手、书写护理记录单【计时结束】	3

续 表

项 目	分值	操 作 要 点	标准分
效果评价	11	约束有效、安全、患者肢体处于功能位,注意保暖	8
		操作时间≤12 min,每超过 30 s 扣 1 分	3
素养评价	6	向患者及家属解释说明,知情同意,尊重其感受	2
		关注患者感受,遵循伦理道德	2
		合理运用体现人文关怀的非语言沟通技巧	2
总分	100		100

注:[1] 床旁未悬挂使用约束相关记录与提示,本次操作判为"不及格"。

常见问题的预防与处理

(一)焦虑、恐惧

1. 预防

(1)操作前,告知患者及家属约束的目的及配合要点,获得患者及家属的理解和配合。

(2)操作中,态度和蔼,语言柔和。

2. 处理

(1)操作前,评估患者及家属的心理精神状态及配合程度,做好解释工作。

(2)约束后,做好患者及家属的安抚,病情允许时,及时松解约束。

(3)必要时,可遵医嘱使用药物稳定患者情绪。

(二)约束导致肢体淤血

1. 预防

(1)注意约束松紧适中。

(2)使用棉质软约束带,必要时垫衬垫。

(3)密切观察约束部位的血液循环。

(4)根据患者病情,选择合适的约束部位和约束工具。

2. 处理

(1)报告护士长、医师。

(2)立即松开约束带,安排专人看护。

(3)遵医嘱对淤血、皮肤破损处进行换药等处置。

(4)客观、全面记录损伤及处理情况。

(三)压力性损伤

1. 预防

(1)注意约束松紧适中,使用棉质软约束带,必要时垫衬垫。

(2)定时松解约束,避免长时间约束。

(3)帮助患者活动肢体,按摩受压部位,促进血液循环。

(4)保持床单位清洁、平整、干燥。

2. 处理

（1）松解约束带或更换约束部位。

（2）皮肤未受损者，予以按摩、肢体活动等。

（3）皮肤受损者，遵医嘱对皮肤破损处进行换药等处置。

（4）客观、全面记录皮肤损伤及处理情况。

（四）关节脱位与骨折

1. 预防

（1）操作前，评估患者的心理精神状态及配合程度，对于情绪激动、反抗强烈的患者，可暂缓约束，待患者情绪稳定后做好解释再进行约束，获得患者的配合。

（2）操作时，动作轻柔规范，避免用力过度，约束肢体处于功能位。

（3）约束后，及时评估患者约束部位的关节及肢体活动度。

2. 处理

（1）发现异常，立即评估患者约束部位的关节及肢体活动度，并报告医生。

（2）告知患者及家属受伤部位制动方法，安抚患者及家属情绪。

（3）配合医生完善检查，必要时请相关科室医生进行会诊。

实操后反思

（1）常用的保护具有哪些？适用于哪些患者？

（2）保护具使用原则有哪些？

（3）如何保障患者使用保护具期间的安全？

患者清洁技术

第一节·特殊口腔护理

口腔护理（oral care）是护士协助生活自理能力受限患者进行口腔清洁，以保持口腔清洁、湿润、舒适，以及预防口腔感染等并发症；去除口臭，增进食欲保持口腔正常功能；观察口腔黏膜、舌苔的变化及有无特殊口腔气味、了解病情的动态变化。

学习目标 ●

（一）识记

（1）能正确阐述特殊口腔护理的适用人群和评估要点。

（2）能正确阐述常用漱口溶液的名称、浓度和作用。

（3）能正确阐述口腔外用药的名称。

（二）理解

（1）能用自己的语言解释正确评估口腔黏膜及其病变情况的意义。

（2）能举例说明口腔护理拧干棉球的重要性。

（三）运用

（1）能为患者进行特殊口腔护理，做到备物齐全、步骤有序、动作轻柔、方法正确、省时省力、态度认真、体现人文关怀，使患者感到安全、舒适。

（2）能根据患者口腔黏膜情况，正确选用漱口溶液。

操作过程 ●

（一）用物准备

① 弯盘，1个；　　　② 压舌板，1个；　　　③ 手电筒，1个；

④ 治疗盘，1个；　　　⑤ 口腔护理溶液，1瓶；　　　⑥ 口腔护理包，1个；

口腔护理包内置：

● 治疗巾，1块；　　　● 治疗碗，2个；　　　● 棉球，若干；

● 压舌板，2个；　　　● 止血钳，1把；　　　● 镊子，1把；

● 弯盘，1个。

⑦ 漱口杯(内含吸管),1个;　　　⑧ 速干手消毒剂,1瓶;　　　⑨ 石蜡油,按需;

⑩ 外用药,按需。

(二)操作流程

详见思维导图 4-1(见第 44 页)。

(三)注意事项

(1)使用止血钳和镊子拧干棉球的手法,止血钳和镊子的角度大于 90°,两者头端不能触碰,棉球要包裹住止血钳头部,棉球干湿度适宜,可通过擦拭自己的手感受擦拭的力度和湿度。操作时避免止血钳触及牙龈或口腔黏膜。

(2)擦洗时注意夹紧棉球,防止遗留在口腔内。棉球不宜过湿,以不能挤出液体为宜。昏迷或意识模糊的患者禁止漱口。

(3)有活动性义齿的患者协助清洗义齿。

(4)使用开口器时从磨牙处放入。

(5)擦拭顺序:擦拭口唇 1→检查→擦拭对侧上下牙列外侧面 2→近侧上下牙列外侧面 3→对侧上牙列内侧面 4→对侧上牙列咬合面 5→对侧下牙列内侧面 6→对侧下牙列咬合面 7→对侧面颊部(C 型)8→近侧上牙列内侧面 9→近侧上牙列咬合面 10→近侧下牙列内侧面 11→近侧下牙列咬合面 12→近侧面颊部(C 型)13→上颚(Z 形)14→舌面和舌下 15→检查、清点棉球→漱口→检查→口唇 16。

(四)操作评分标准

详见表 4-1。

表 4-1　特殊口腔护理评分标准

项　目	分值	操 作 要 点	标准分
仪容仪表	5	服装、鞋帽整洁	1
		头发整洁,指甲平齐	2
		仪表大方,举止端庄	2
评估	8	患者病情、意识状态、合作程度	4
		患者口腔情况及口腔黏膜情况	4
操作前	5	擦拭盘、台、车	1
		洗手、戴口罩	2
		备齐操作用物【计时开始】	2
检查用物	9	检查口腔护理包、操作用物、漱口溶液质量	6
		湿润棉球,并清点数量	3
擦拭准备	18	携用物至床旁,核对患者,解释	4
		协助患者取治疗体位,头偏向一侧,颌下垫治疗巾	4
		擦拭口唇,协助患者漱口	4

续 表

项 目	分值	操 作 要 点	标准分
擦拭准备	18	义齿取下,正确处理	2
		观察口腔及口腔黏膜	4
擦洗	40	擦拭方法正确,棉球干湿适宜	5
		擦拭顺序正确,无遗漏,安全稳重	8
		观察口腔内有无棉球棉絮残留,再次清点棉球	5
		协助患者再次漱口,观察口腔	5
		正确处理口腔疾患	5
		必要时润滑口唇	2
		调整枕头位置,取舒适卧位,整理被服,洗手【计时结束】	5
		介绍口腔护理的相关知识和基本方法	5
操作后处理	5	正确分类处理用物	3
		洗手、脱口罩	2
效果评价	5	操作时间≤15 min,每超过30 s扣1分	2
		严谨细致,清洁与污染概念明确	3
素养评价	5	向患者解释,语言柔和恰当,态度和蔼可亲	2
		指导患者配合有效,询问患者感受,关心患者	2
		合理运用体现人文关怀的非语言沟通技巧	1
总分	100		100

常见问题的预防与处理

(一)恶心呕吐

1. 预防

(1)操作时动作轻柔。

(2)擦洗舌苔及软腭时,避免触及咽喉部,以免引起恶心呕吐。

2. 处理

立即停止口腔护理,嘱患者休息放松。

(二)黏膜或牙龈出血

1. 预防

(1)操作前评估凝血功能。

(2)操作时动作轻柔,避免止血钳或棉签的尖部触及患者的口腔黏膜或牙龈。

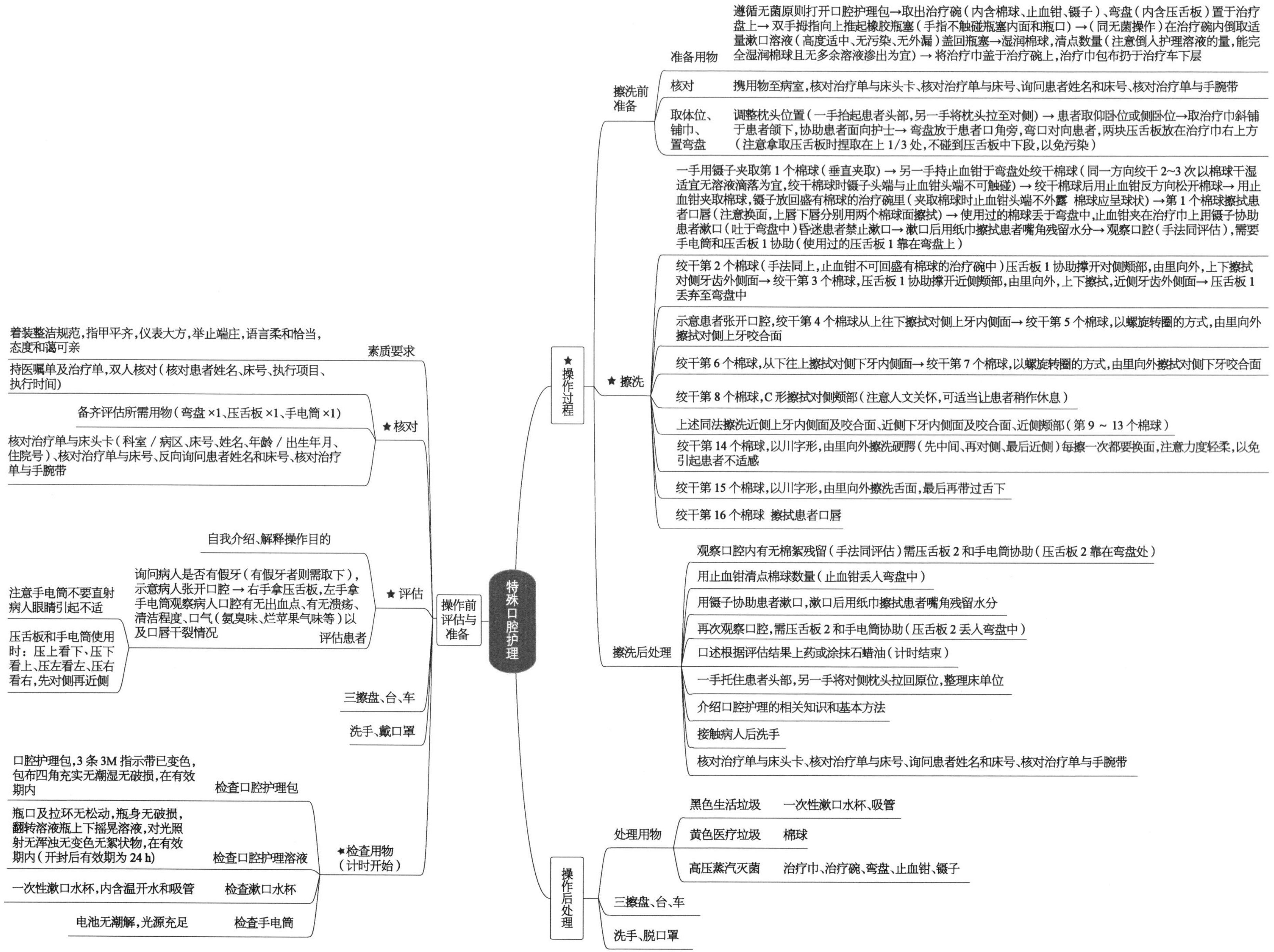
特殊口腔护理
操作前评估与准备
素质要求
着装整洁规范，指甲平齐，仪表大方，举止端庄，语言柔和恰当，态度和蔼可亲
★核对
持医嘱单及治疗单，双人核对（核对患者姓名、床号、执行项目、执行时间）
备齐评估所需用物（弯盘×1、压舌板×1、手电筒×1）
核对治疗单与床头卡（科室/病区、床号、姓名、年龄/出生年月、住院号）、核对治疗单与床号、反向询问患者姓名和床号、核对治疗单与手腕带
★评估
自我介绍、解释操作目的
评估患者
询问病人是否有假牙（有假牙者则需取下），示意病人张开口腔→右手拿压舌板，左手拿手电筒观察病人口腔有无出血点、有无溃疡、清洁程度、口气（氨臭味、烂苹果气味等）以及口唇干裂情况
注意手电筒不要直射病人眼睛引起不适
压舌板和手电筒使用时：压上看下、压下看上、压左看左、压右看右，先对侧再近侧
三擦盘、台、车
洗手、戴口罩
★检查用物（计时开始）
检查口腔护理包
口腔护理包，3条3M指示带已变色，包布四角充实无潮湿无破损，在有效期内
检查口腔护理溶液
瓶口及拉环无松动，瓶身无破损，翻转溶液瓶上下摇晃溶液，对光照射无浑浊无变色无絮状物，在有效期内（开封后有效期为24 h）
检查漱口水杯
一次性漱口水杯，内含温开水和吸管
检查手电筒
电池无潮解，光源充足
★操作过程
擦洗前准备
准备用物
遵循无菌原则打开口腔护理包→取出治疗碗（内含棉球、止血钳、镊子）、弯盘（内含压舌板）置于治疗盘上→双手拇指向上推起橡胶瓶塞（手指不触碰瓶塞内面和瓶口）→（同无菌操作）在治疗碗内倒取适量漱口溶液（高度适中、无污染、无外漏）盖回瓶塞→湿润棉球，清点数量（注意倒入护理溶液的量，能完全湿润棉球且无多余溶液渗出为宜）→将治疗巾盖于治疗碗上，治疗巾包布扔于治疗车下层
核对
携用物至病室，核对治疗单与床头卡、核对治疗单与床号、询问患者姓名和床号、核对治疗单与手腕带
取体位、铺巾、置弯盘
调整枕头位置（一手抬起患者头部，另一手将枕头拉至对侧）→患者取仰卧位或侧卧位→取治疗巾斜铺于患者颌下，协助患者面向护士→弯盘放于患者口角旁，弯口对向患者，两块压舌板放在治疗巾右上方（注意拿取压舌板时捏取在上1/3处，不碰到压舌板中下段，以免污染）
★擦洗
一手用镊子夹取第1个棉球（垂直夹取）→另一手持止血钳于弯盘处绞干棉球（同一方向绞干2~3次以棉球干湿适宜无溶液滴落为宜，绞干棉球时镊子头端与止血钳头端不可触碰）→绞干棉球后用止血钳反方向松开棉球→用止血钳夹取棉球，镊子放回盛有棉球的治疗碗里（夹取棉球时止血钳头端不外露 棉球应呈球状）→第1个棉球擦拭患者口唇（注意换面，上唇下唇分别用两个棉球面擦拭）→使用过的棉球丢于弯盘中，止血钳夹在治疗巾上用镊子协助患者漱口（吐于弯盘中）昏迷患者禁止漱口→漱口后用纸巾擦拭患者嘴角残留水分→观察口腔（手法同评估），需要手电筒和压舌板1协助（使用过的压舌板1靠在弯盘上）
绞干第2个棉球（手法同上，止血钳不可回盛有棉球的治疗碗中）压舌板1协助撑开对侧颊部，由里向外，上下擦拭对侧牙齿外侧面→绞干第3个棉球，压舌板1协助撑开近侧颊部，由里向外，上下擦拭，近侧牙齿外侧面→压舌板1丢弃至弯盘中
示意患者张开口腔，绞干第4个棉球从上往下擦拭对侧上牙内侧面→绞干第5个棉球，以螺旋转圈的方式，由里向外擦拭对侧上牙咬合面
绞干第6个棉球，从下往上擦拭对侧下牙内侧面→绞干第7个棉球，以螺旋转圈的方式，由里向外擦拭对侧下牙咬合面
绞干第8个棉球，C形擦拭对侧颊部（注意人文关怀，可适当让患者稍作休息）
上述同法擦洗近侧上牙内侧面及咬合面、近侧下牙内侧面及咬合面、近侧颊部（第9～13个棉球）
绞干第14个棉球，以川字形，由里向外擦洗硬腭（先中间、再对侧、最后近侧）每擦一次都要换面，注意力度轻柔，以免引起患者不适感
绞干第15个棉球，以川字形，由里向外擦洗舌面，最后再带过舌下
绞干第16个棉球 擦拭患者口唇
擦洗后处理
观察口腔内有无棉絮残留（手法同评估）需压舌板2和手电筒协助（压舌板2靠在弯盘处）
用止血钳清点棉球数量（止血钳丢入弯盘中）
用镊子协助患者漱口，漱口后用纸巾擦拭患者嘴角残留水分
再次观察口腔，需压舌板2和手电筒协助（压舌板2丢入弯盘中）
口述根据评估结果上药或涂抹石蜡油（计时结束）
一手托住患者头部，另一手将对侧枕头拉回原位，整理床单位
介绍口腔护理的相关知识和基本方法
接触病人后洗手
核对治疗单与床头卡、核对治疗单与床号、询问患者姓名和床号、核对治疗单与手腕带
操作后处理
处理用物
黑色生活垃圾 一次性漱口水杯、吸管
黄色医疗垃圾 棉球
高压蒸汽灭菌 治疗巾、治疗碗、弯盘、止血钳、镊子
三擦盘、台、车
洗手、脱口罩

图 4-1 特殊口腔护理思维导图

（3）使用张口器时从磨牙处放入。

2. 处理

（1）立即停止口腔护理。用止血钳夹紧干棉球按压出血部位，直至出血停止。

（2）用西瓜霜或锡类散等药物保护受损黏膜。

（3）进温凉饮食，避免冷、热、辛辣食品刺激。

（三）窒息

1. 预防

（1）昏迷或意识模糊的患者禁漱口，操作中用止血钳夹紧棉球，每次1个，防止遗漏在口腔内。

（2）棉球湿度适宜，以不滴水为标准。

（3）有活动性义齿者应先取下义齿。

2. 处理

（1）呼救、报告医生。

（2）取出异物（用手、止血钳、吸引器等）。

（3）协助患者取头低脚高位，拍背。

（4）开放气道，给氧，必要时人工呼吸。

（四）吸入性肺炎

1. 预防

（1）棉球湿度适宜，以不滴水为标准。

（2）昏迷患者，采取去枕平卧位，头偏向一侧，避免液体误入呼吸道。

（3）昏迷患者禁止漱口，避免误吸。

2. 处理

（1）指导患者有效咳嗽，及时清除呼吸道分泌物。

（2）遵医嘱使用抗生素，积极治疗感染。

实操后反思

（1）常用漱口溶液有哪些？其作用分别是什么？

（2）义齿的护理要点是什么？

（3）为昏迷患者行口腔护理注意事项有哪些？

（4）口腔护理时，如何让患者体会到舒适、安全？

第二节·床 上 洗 头

床上洗头（shampooing in bed）是对有洗发需要或习惯且行动不便的患者进行的头发清洁，是维持患者舒适的重要护理措施之一。在湿热的环境下，头发容易出汗、油腻，生病或心情不佳时头发的生长速度及发质都会改变，因此护理人员应经常协助自理能力受限的患者梳理、清洁头发，保持头发的健康，防止细菌感染或寄生虫滋生。

学习目标 ●━━━

（一）识记

（1）能正确阐述床上洗头的注意事项。

（2）能正确阐述长发或头发打结不易梳理时的处理方法。

（3）能正确阐述床上洗头的水温和室温。

（二）理解

（1）能用自己的语言解释床上洗头的目的及重要性。

（2）能举例说明控制水温的重要性。

（三）运用

（1）能为患者进行床上洗头，做到备物齐全、步骤有序、动作轻柔、方法正确、省时省力、态度认真、体现人文关怀，使患者感到安全、舒适。

（2）能及时识别患者洗头过程中突发病情变化，并安全处置。

操作过程 ●━━━

（一）用物准备

① 治疗车，1 辆，内置：

- 洗头车/洗头盆，1 台（个）；
- 防水垫巾，1 条；
- 洗发剂，适量；
- 冲洗壶，1 个；
- 水桶，1 个；
- 浴巾，1 条；
- 毛巾，1 条；
- 脸盆，1 个；
- 水壶（内盛温水 40～45℃），2 个。

② 治疗盘，1 个，内置：

- 不吸水棉球，2 个；
- 梳子（可由患者自备），1 把；
- 电吹风，1 个；
- 纱布，1 块；
- 护肤霜（按需备），适量。

（二）操作流程

详见思维导图 4-2（见下页）。

（三）注意事项

（1）护士为患者洗头时，应遵循人体力学原理，身体尽量靠近床边，保持良好姿势，避免疲劳。

（2）洗头过程中，应注意观察患者病情变化，如面色、脉搏和呼吸的改变，如有异常情况，应立即停止操作。

（3）病情危重和极度虚弱的患者不宜床上洗头。

（4）洗发时间不宜过久，避免引起患者头部充血或疲劳不适。

（5）操作过程中注意控制室温（24±2℃）和水温（40～45℃或按患者习惯调配），避免打湿衣物和床铺，防止患者着凉。冬季注意保暖，及时擦干或吹干头发，避免患者着凉。

（6）操作过程中，用指腹揉搓头皮和头发，力度适中，避免抓伤头皮，观察患者反应，了解患者需要。

（7）操作过程中注意保持患者舒适体位，保护伤口和各种管路，防止水流入耳和眼。

（8）洗头车注意事项

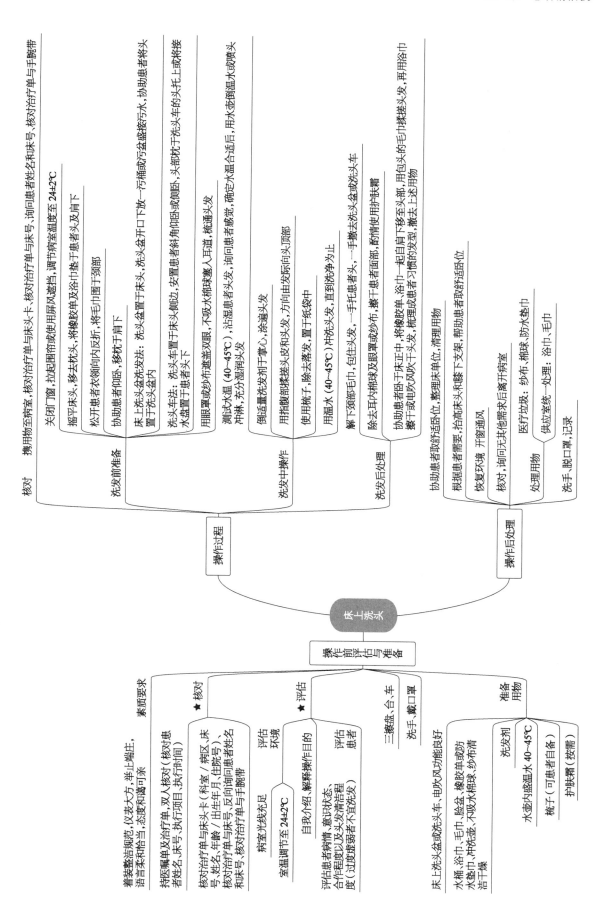

图 4 - 2 床上洗头思维导图

1）为避免交叉感染，每次使用后要清洗洗头盆，并把污水箱内污水排出，彻底清洗。

2）洗头前，注意水箱实际水位，避免干烧发生意外。

3）洗头前，注意水箱实际温度，避免烫伤患者。

4）洗头车不用时，应将水箱内的水放出。

（四）操作评分标准

详见表4-2。

表4-2 床上洗头评分标准

项 目	分值	操 作 要 点	标准分
仪容仪表	5	服装、鞋帽整洁	1
		头发整洁，指甲平齐	2
		仪表大方，举止端庄	2
评估	8	患者病情、意识状态、合作程度	4
		患者头发清洁程度	4
操作前	6	擦拭盘、台、车	2
		洗手、戴口罩	2
		备齐操作用物	2
检查用物	10	检查洗头盆/洗头车、操作用物、洗发剂等	6
		水壶内盛温水40~45℃	4
洗头前	25	携用物至床旁，核对患者，解释【计时开始】	4
		摇平床头，移去枕头，将橡胶单、浴巾垫于患者头及肩下	4
		松开患者衣领向内反折，将毛巾围于颈部	4
		协助患者仰卧或侧卧，移枕于肩下	3
		放置洗头盆或洗头车于床头侧边，协助患者将头置于洗头盆或洗头车头托上	4
		洗头盆开口下放污桶或将接水盘置于患者头下	2
		用纱布遮盖双眼，不吸水棉球塞入耳道，梳通头发	4
洗头中	17	试水温后，询问患者感觉，用水壶倒热水或喷头冲淋，充分湿润头发	4
		倒适量洗发剂于掌心，涂遍头发	3
		用指腹部揉搓头皮和头发，方向由发际向头顶部	4
		使用梳子，除去落发	2
		冲洗头发，直到洗净为止	4

续 表

项 目	分值	操 作 要 点	标准分
洗头后	14	解下颈部毛巾,包住头发,一手托患者头,一手撤去洗头盆或洗头车	4
		除去耳内棉球及纱布,擦干患者面部	2
		协助患者卧于床正中	2
		用浴巾擦干或电吹风吹干头发,梳理发型	4
		协助患者取舒适卧位,整理床单位【计时结束】	2
操作后处理	5	正确分类处理用物	3
		洗手、脱口罩	2
效果评价	5	操作时间≤15 min,每超过 30 s 扣 1 分	2
		严谨细致,清洁与污染概念明确	3
素养评价	5	向患者解释,语言柔和恰当,态度和蔼可亲	2
		指导患者配合有效,询问患者感受,关心患者	2
		合理运用体现人文关怀的非语言沟通技巧	1
总分	100		100

常见问题的预防与处理

(一) 水温过高

1. 预防

(1) 为患者洗头前,用水温计测量好水温,水温以 40～45℃ 为宜。

(2) 洗头前先用手捧少许热水于患者头部试温,询问患者感觉。

(3) 洗头过程中注意观察头部局部皮肤的变化。

2. 处理

(1) 如发生烫伤立即停止洗头。

(2) 根据伤情,遵医嘱用药及对症处理。

(二) 水流入耳部、眼部

1. 预防

(1) 操作前向患者讲解注意事项和配合要点。

(2) 冲洗前用棉球塞入耳道,嘱患者闭上双眼或用纱布遮盖。

(3) 冲洗时可用小口水壶,适当控制水流,防止冲洗时水流过大而流入患者的眼部及耳部。

2. 处理

(1) 如水流入眼睛,立即用清水冲洗。

(2) 如水流入耳,协助转头使进水侧耳廓朝下,轻拉耳垂使耳道拉直,让水流出,并用干棉签或棉球轻轻放入耳道协助吸水。或用手掌紧压进水侧耳廓,嘱患者屏住呼吸,数秒钟后迅速松开手掌,连续数次后水便会被吸出,用干棉签协助吸干。

(3)如患者出现耳鸣、耳痛等不适,应通知医生,并遵医嘱处理,同时观察和记录病情变化。

(三)洗发液残留

1.预防

(1)洗发过程中选择适宜的洗发液,取用适宜的量。

(2)洗发过程中认真、仔细冲洗每个部位,直至冲净。

2.处理

(1)如发生洗发液残留,应立即冲洗,直至冲洗干净,并询问和观察患者的感受。

(2)不能立即冲洗者,可先用湿毛巾擦拭,减少局部刺激。

(四)发热

1.预防

(1)严格执行床上洗头技术操作标准。

(2)及时擦去头发上的水分,可使用吹风机吹干。

(3)及时更换在操作过程中浸湿的衣物及床单。

(4)操作时室内温度保持在 22～26℃,水温维持在 40～45℃。

2.处理

(1)如有发热,应立即通知医生,观察和记录体温变化。

(2)做好对症观察与护理。

实操后反思

(1)床上洗头的目的是什么?

(2)若遇长发或头发打结不易梳理时,如何处理?

(3)床上洗头适宜的水温是多少? 室温是多少?

(4)床上洗头的注意事项有哪些?

第三节·床 上 擦 浴

床上擦浴术(bed bath)用于长期卧床不能自理的患者,目的是清洁皮肤,预防皮肤感染;促进皮肤血液循环、增强排泄功能,预防压力性损伤等并发症;活动肢体、防止肌肉挛缩和关节僵硬等并发症;满足患者对舒适和清洁的需要。

学习目标

(一)识记

(1)能正确阐述床上擦浴的顺序及注意事项。

(2)能正确阐述协助不同程度失能患者更衣的动作要领。

(二)理解

(1)能用实例说明为不同程度失能患者更衣的动作要领。

(2)能用自己的语言解释加强失能患者自我照护能力指导的意义。

（三）运用

能为不同程度失能患者进行床上擦浴和更衣，做到备物齐全、步骤有序、动作轻柔、方法正确、省时省力，使患者感到安全、舒适。

操作过程

（一）用物准备

① 清洁衣裤、被服,1 套; ② 梳子,1 把; ③ 浴巾,1 条;

④ 浴皂,1 块; ⑤ 小毛巾,4 块; ⑥ 脸盆,2 个;

⑦ 按摩油,适量; ⑧ 水桶(一个盛热水,水温 50～52℃,另一个盛污水),2 个。

（二）操作流程

详见思维导图 4-3(见第 53 页)。

（三）注意事项

(1) 擦浴时应注意患者保暖,控制室温,随时调节水温,及时为患者盖好浴巾。天冷时可在被内操作。

(2) 操作时动作敏捷、轻柔,减少翻动次数。通常于 15～30 min 内完成擦浴。

(3) 擦浴过程中应注意观察患者病情变化及皮肤情况,如出现寒战、面色苍白、脉速等征象,应立即停止擦浴,并给予适当处理。

(4) 擦浴时注意保护患者隐私,减少不必要的身体暴露。

(5) 擦浴过程中,注意遵循节时省力原则。

(6) 擦浴过程中,注意保护伤口和引流管,避免伤口受压、引流管打折或扭曲。

(7) 为患者脱衣时先脱近侧后脱远侧,如有肢体外伤或活动障碍,先脱健侧,后脱患侧。为患者穿衣时先穿远侧后穿近侧,如有肢体外伤或活动障碍,先穿患侧,后穿健侧。

（四）操作评分标准

详见表 4-3。

表 4-3 床上擦浴评分标准

项 目	分值	操 作 要 点	标准分
仪容仪表	5	服装、鞋帽整洁	1
		仪表大方,举止端庄	2
		语言柔和恰当,态度和蔼可亲	2
操作准备	13	洗手、戴口罩,准备用物	5
		核对,解释,了解病情【计时开始】	3
		环境准备:调室温,关门窗,拉屏风	5
操作过程	58	按需给予便器	3
		妥善放置面盆,松床尾盖被	5
		将擦洗毛巾折叠成手套形,浴巾铺于擦洗部位下方,擦洗次序方法正确	20

项　目	分值	操　作　要　点	标准分
操作过程	58	不弄湿床单,关心患者,注意保暖	10
		更换污衣裤(脱衣时,先脱近侧,再脱对侧;肢体有疾患时,先脱健肢,后脱患肢,穿衣裤则反之)	15
		必要时梳发、修剪指(趾)甲	5
操作后处理	8	整理床单位,沟通宣教,洗手【计时结束】	4
		用物分类处理	4
效果评价	10	操作时间≤15 min,每超过 30 s 扣 1 分	3
		全身清洗彻底无遗漏	5
		爱伤观念强,无皮肤、关节损伤发生	2
素养评价	6	向患者解释语言柔和恰当,态度和蔼可亲	2
		指导患者配合有效,询问患者感受,关心患者	2
		合理运用体现人文关怀的非语言沟通技巧	2
总分	100		100

常见问题的预防与处理 ●

(一) 发热

1. 预防

(1) 擦浴前调节好适宜室温、水温。

(2) 操作中注意保暖,及时更换热水。

(3) 擦拭过程中严密观察患者病情变化,有无寒战。

(4) 操作熟练、规范,避免不必要暴露。

2. 处理

(1) 监测体温变化,加强病情观察。

(2) 做好发热对症处理,遵医嘱用药。

(二) 烫伤

1. 预防

(1) 擦浴前调节好适宜水温。

(2) 擦拭过程中严密观察患者病情变化,有无皮肤异常。

2. 处理

(1) 立即冷水冲洗。

(2) 做好皮肤及伤口护理,防止感染。

- 床上擦浴术
  - 操作前评估与准备
    - 素质要求
      - 着装整洁规范，仪表大方，举止端庄，语言柔和恰当，态度和蔼可亲
    - ★核对
      - 持医嘱单及治疗单，双人核对（核对患者姓名、床号、执行项目、执行时间）
      - 核对治疗单与床头卡（科室 / 病区、床号、姓名、年龄 / 出生年月、住院号），核对治疗单与床号、反向询问患者姓名和床号、核对治疗单与手腕带
    - ★评估
      - 评估环境
        - 病室光线充足
      - 自我介绍、解释操作目的
      - 评估患者
        - 询问患者进食时间（饭后不宜马上擦浴热水会刺激皮肤血管扩张，血流重新分布导致消化系统血流量减少）→ 询问患者是否需要使用便器→评估患者病情、生活自理能力及皮肤完整性（若需查看患者皮肤 应注意保暖及隐私）
    - 三擦盘、台、车
    - 洗手、戴口罩
    - 准备用物
      - 清洁衣裤、被服
      - 梳子
      - 浴巾
      - 浴皂
      - 小毛巾
      - 水桶（一个盛热水，水温 50~52℃，另一个盛污水）
      - 按摩油
      - 脸盆
  - 操作过程
    - 核对
      - 携用物至病室，核对治疗单与床头卡、核对治疗单与床号、询问患者姓名和床号、核对治疗单与手腕带
    - 擦洗前准备
      - 关闭门窗，拉起围帘或使用屏风遮挡，调节病室温度至 24±2℃
      - 如果患者病情允许，放平床头及床尾支架，使患者保持仰卧位，松开床尾盖被，拉起对侧床栏防止患者坠床
      - 将洗脸盆和香皂放于床旁椅上，倒入 2/3 热水（50~52℃）并测试水温
    - 头面部擦洗
      - 将浴巾铺于患者颌下，将小毛巾裹在手上挤干，左手托住患者头顶部，为患者擦洗脸及颈部（先擦拭眼睛，由内眦向外眦擦拭，再擦洗一侧额部、颊部、鼻翼、人中、耳后、下颌、直至颈部）同理擦洗另一侧，用较干毛巾再依次擦洗一遍
    - 四肢、躯干擦洗
      - 取下浴巾，协助患者脱下上衣（先脱近侧，后脱远侧，先脱健侧，后脱患侧），协助患者脱去裤子，把浴巾铺于患者右侧
      - 上肢由远心端向近心端擦洗（4 次：1 次湿擦，1 次皂液，1 次清洗，1 次擦干）肩和上臂上 1/2，注意洗净腋窝，再洗上臂下 1/2 和前臂上 1/2，注意肘窝，再擦洗前臂下 1/2，收卷浴巾
      - 面向护士侧卧，擦拭左侧上肢，方法与右上肢相同
      - 将浴巾铺于床边，把脸盆放于浴巾上，将患者手放入盆内，用毛巾轻轻擦洗，再拧干毛巾，擦干手上的水滴，将脸盆放于椅上，用浴巾再次擦拭
      - 协助患者仰卧，将浴巾放置于患者胸部
      - 换水、换毛巾，分两段擦洗 4 次（肩→乳头、乳头→腹肌）擦洗乳房应环形用力，女性患者注意洗净乳房下皱褶处）
      - 收卷浴巾盖于患者腹部（呈 C 形）从上至下擦洗，腹部以脐为中心，顺结肠走向擦洗 4 次
      - 协助患者侧卧背向护士，依次擦洗后颈部、背臀部，擦洗后进行背部按摩（倒适量 50% 乙醇为患者按摩，用手掌大小鱼际肌，压力均匀地做环行按摩，从尾骶部向脊柱按摩至第 7 脊椎处，由轻到重，再由重到轻，再双手按摩两侧肩胛部向下至髋部，每次按摩 3~5 min）。协助患者穿好上衣（先穿远侧，再穿近侧，先穿患侧，再穿健侧），拉平背部衣服防止压疮
    - 会阴、下肢擦洗
      - 嘱患者平卧，从护理车上取另一块小毛巾，用热水打湿拧干给患者，请患者擦洗会阴，女患者则需帮助冲洗会阴
      - 换盆、换毛巾、换水。打开毛巾放于床单上（右下肢一侧），擦洗下肢 4 次（腹股沟开始擦洗大腿上 1/2 → 大腿下 1/2 → 小腿上 1/2 → 小腿下 1/2 的各面），注意腹股沟和腘窝的擦洗。左下肢同法
      - 为患者洗净双足，铺浴巾于床尾，将双脚放于盆中，用毛巾包住患者的脚，轻轻搓洗，再拧干毛巾擦干患者足部水滴，同法清洗另一只（注意趾间清洗）
      - 协助患者穿好裤子（先把近侧的裤腿套于护士手上，再将远端的裤腿也同样套在手上。套好后，先拉住患者远侧的脚，将裤子给患者穿上，再穿近侧肢体的裤子，再向上拉、穿好）
    - 擦洗后处理
      - 擦洗完毕，整理床单位，协助患者取舒适卧位
      - 将浴巾铺于患者头上，为患者梳理头发（先梳对侧，再梳近侧）
      - 整理用物，归还原处
      - 移回床旁桌、床旁椅，根据患者需要，抬高床头和膝下支架，帮助患者取舒适卧位
      - 妥善固定患者各种管路，保持通畅
      - 恢复环境 开窗通风
      - 核对，询问无其他需求后离开病室
  - 操作后处理
    - 处理用物：供应室统一处理（污被服、污毛巾）
    - 洗手、脱口罩，记录

图 4 - 3　床上擦浴思维导图

（三）病情变化

1. 预防

（1）操作前评估患者病情，以免擦浴引起病情变化。

（2）擦浴时动作轻柔，注意节力，减少患者不必要的翻动。

（3）擦浴过程中严密观察患者病情变化。

2. 处理

（1）发生病情变化，立即停止擦浴，并通知医生。

（2）协助患者取平卧位，做好保暖，必要时予以吸氧。

（3）配合医生进行抢救，严密观察患者生命体征。

实操后反思

（1）哪些部位皮肤因为皱褶多需要重点擦洗？

（2）如何保障擦浴过程中患者的安全？

（3）擦浴前如何调节水温、室温？

（4）如何协助偏瘫患者更衣？

第四节·会阴部护理

会阴部护理（perineal care）包括清洁会阴及其周围部分。患者患病时，机体抵抗力弱，长期卧床，会阴部空气流通不畅，加上局部温暖、潮湿，皮肤表面毛发生长较密，易于致病菌繁殖，皮肤易破损，病菌很容易由此进入人体内。因此，会阴部的清洁护理十分必要。

学习目标

（一）识记

（1）能正确阐述会阴护理的目的。

（2）能正确阐述留置尿管者的会阴护理操作要点。

（3）能正确阐述会阴部护理的常见问题及处理方法。

（二）理解

（1）能用自己的语言解释男女患者在会阴护理消毒原则上的区别点。

（2）能用自己的语言解释会阴部护理的注意事项。

（3）能用自己的语言解释遵循无菌原则对会阴部护理的意义和重要性。

（三）运用

（1）能用正确手法完成会阴部护理，做到遵循无菌原则、备物齐全、步骤有序、动作轻柔、方法正确、省时省力、态度认真、体现人文关怀，使患者安全、舒适。

（2）能规范做好标本的存放与送检，使用后物品的消毒与处置。

操作过程 ●

（一）用物准备

① 治疗车,1辆; 　② 治疗盘,1个;

治疗盘内置:

● 治疗碗,1个; 　● 弯盘,1个; 　● 0.5%碘伏棉球,数个;

● 血管钳,2把; 　● 一次性手套,1副; 　● 棉球,适量;

● 治疗巾,1块。

③ 一次性尿垫,1个; 　④ 浴巾,1条; 　⑤ 便器、屏风、长棉签等,按需;

⑥ 水壶(必要时,内盛50~52℃的温水或专用会阴冲洗液),1个。

（二）操作流程

详见思维导图4-4(见第57页)。

（三）注意事项

（1）进行会阴部擦洗时,每擦洗一处,均应更换棉球。

（2）擦洗时动作轻稳,顺序清楚,从污染最小部位至污染最大部位清洁。一般遵循消毒原则,女性由外向内,自上而下;男性从上到下,环形擦拭。避免交叉感染。

（3）护士在操作时正确运用人体力学原则,注意节时省力。

（4）如病人有会阴部或直肠手术,应使用无菌棉球擦净手术部位及会阴部周围皮肤。

（5）留置尿管者,应注意尿管是否通畅,有无脱落、扭曲等。需做好留置导尿管的清洁与护理。

（6）注意观察会阴部及伤口周围组织有无红肿、炎性分泌物及伤口的愈合情况。

（7）男性患者包皮和冠状沟易留有污垢,应擦拭干净。

（8）擦洗溶液温度适中,减少刺激。操作中严格执行无菌原则。

（9）操作过程中注意遮挡患者,保护隐私;给予保暖,避免受凉。

（四）操作评分标准

详见表4-4。

表4-4 会阴部护理评分标准

项 目	分值	操 作 要 点	标准分
仪容仪表	5	服装、鞋帽整洁	1
		仪表大方,举止端庄	2
		语言柔和恰当,态度和蔼可亲	2
操作准备	13	洗手、戴口罩,准备用物	5
		核对,解释,评估患者情况	5
		环境准备:调室温,关门窗,拉屏风	3
操作过程	58	协助患者屈膝仰卧位,注意保暖【开始计时】	5
		臀下垫一次性尿垫,合理摆放物品,戴一次性手套	3

项　目	分值	操　作　要　点	标准分
操作过程	58	根据男、女会阴部特点进行会阴部护理	20
		进行会阴部擦洗时,每擦洗一处,需更换棉球,避免污染或交叉感染	10
		擦洗顺序及方法正确	15
		床单位清洁干燥	5
操作后处理	8	整理床单位,沟通宣教,洗手【计时结束】	4
		用物分类处理	4
效果评价	10	操作时间≤8 min,每超过30 s扣1分	3
		会阴部护理达到预期目的	5
		爱伤观念强,无皮肤损伤发生	2
素养评价	6	向患者解释语言柔和恰当,态度和蔼可亲	2
		指导患者配合有效,询问患者感受,关心患者	2
		合理运用体现人文关怀的非语言沟通技巧	2
总分	100		100

常见问题的预防与处理

(一) 皮肤损伤

1. 预防

(1) 操作前评估患者会阴部皮肤黏膜情况、分泌物性质及量、伤口情况。

(2) 擦洗时,应注意观察会阴及伤口情况。

(3) 夹取棉球时应夹棉球中心部位,使棉球裹住钳端,避免擦拭时金属钳端损伤组织。

(4) 取放便器动作规范,不可硬塞或硬拉,必要时便器边缘垫以软纸。

(5) 操作熟练、规范,避免不必要的暴露。

2. 处理

(1) 动态观察并评估皮肤损伤情况,报告医生。

(2) 做好皮肤及伤口护理,防止感染。

(二) 交叉感染

1. 预防

(1) 严格执行无菌操作原则。

(2) 每擦洗一处,均应更换棉球。

(3) 如患者有会阴部或直肠手术,应使用无菌棉球轻轻擦净手术部位及会阴部周围。避免对手术伤口造成进一步损伤及交叉感染。

(4) 男性患者包皮和冠状沟易留有污垢,应擦拭干净。

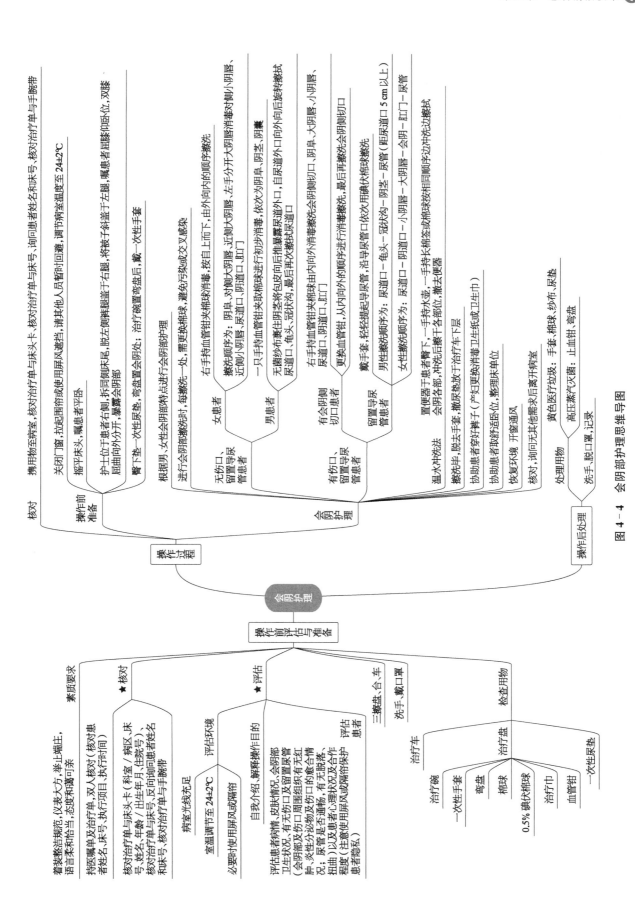

图 4 - 4 会阴部护理思维导图

2. 处理

（1）清洗、消毒交叉感染的伤口。

（2）嘱患者多饮水，注意观察局部黏膜及伤口感染情况，做好对症处理。

实操后反思

（1）会阴护理的注意事项？

（2）男性患者会阴护理的消毒原则？

（3）留置尿管者的会阴护理操作要点有哪些？

第五章

营 养 技 术

第一节 · 插 胃 管 术

插胃管术(gastrointestinal intubation)是将导管(鼻胃管、鼻肠管)经鼻腔插入,通过咽喉部、食道到达胃肠道。留置胃管常用于管饲营养液、胃肠道止血和用药,以及引流胃肠道积气积液。

学习目标 ●

(一) 识记

(1) 能正确说出胃管插入长度的正确测量方法。

(2) 能正确阐述检测胃管是否在胃内的方法。

(二) 理解

(1) 能举例说明如何检测胃管是否在胃内。

(2) 能举例说明插管时患者的配合要点。

(3) 能举例说明插胃管操作过程和要点。

(4) 能用自己的语言解释正确测量胃管插入长度的意义。

(三) 运用

(1) 能为患者实施插胃管术,做到方法正确、动作规范、步骤有序、过程完整,体现对患者的人文关怀,使患者感到安全、舒适。

(2) 能妥善固定并安全留置胃管。

操作过程 ●

(一) 用物准备

① 插胃管包(硅胶胃管 1 根,治疗碗 2 个,治疗巾 1 块,50 mL 注射器 1 个,纱布若干,压舌板 1 个,镊子 1 把,弯盘 1 个),1 个;

② 治疗盘,1 个;　　　　③ 导管标识,1 份;　　　　④ 温开水,200 mL;

⑤ 无菌手套,2 副;　　　⑥ 无菌棉签,1 包;　　　　⑦ 治疗巾,2 块;

⑧ 听诊器,1 个;　　　　⑨ 手电筒,1 个;　　　　　⑩ 别针,1 个;

⑪ 橡皮筋,1 根;　　　　⑫ 石蜡油,1 瓶;　　　　　⑬ 纱布,若干;

⑭ 弯盘,1个;　　　　　　⑮ 纸巾,若干;　　　　　　⑯ 速干手消毒剂,1瓶。

(二)操作流程

详见思维导图5-1(见第62页)。

(三)注意事项

(1)插管时动作应轻柔,避免损伤食管黏膜,尤其是通过食管3个狭窄部位(环状软骨水平处、平气管分叉处、食管通过膈肌处)时。

(2)插入胃管至10~15 cm(咽喉部)时,若为清醒患者,嘱其做吞咽动作;若为昏迷患者,则用左手将其头部托起使下颌靠近胸骨柄,以利插管。插入长度为45~55 cm。

(3)插入胃管过程中如果患者出现呛咳、呼吸困难、发绀等,表明胃管误入气管,应立即拔出胃管,让患者休息片刻后重插。若插管中出现恶心、呕吐,可暂停插管,并嘱患者做深呼吸以分散患者注意力,缓解紧张。

(4)食管静脉曲张、食管梗阻的患者禁忌插胃管。

(四)操作评分标准

详见表5-1。

表5-1　插胃管术评分标准

项　目	分值	操　作　要　点	标准分
仪容仪表	5	衣帽整齐,洗手、戴口罩	1
		态度认真,待人礼貌	2
		仪表端庄,举止大方	2
评估	10	双人核对医嘱、治疗单	2
		床旁核对患者信息,解释操作目的及过程,取得合作	5
		评估鼻腔通畅程度,以及配合操作能力(昏迷患者2人配合操作),洗手	3
操作前准备	10	擦拭盘、台、车	2
		洗手、戴口罩	3
		备齐用物、放置合理【开始计时】	5
插管	50	协助患者取半卧位或坐位,无法坐起者采取右侧卧位	5
		检查并清洁鼻腔	5
		测量胃管插入的长度并作标记	10
		润滑胃管前端,沿选定侧鼻孔向前向下轻轻插入,指导患者配合	10
		确认胃管在胃内,并检查咽喉部无盘曲	10
		妥善固定导管,粘贴导管专用标识	5
		告知患者置管期间注意事项等健康指导,洗手【计时结束】	5

续　表

项　目	分值	操　作　要　点	标准分
操作后处理	5	正确处理用物	2
		洗手、脱口罩,做好文书记录	3
效果评价	15	操作熟练、动作轻柔、尊重患者、保护隐私	4
		操作时间≤8 min,每超过30 s扣1分	3
		严谨细致,安全置管,达到鼻饲或负压吸引的目的	8
素养评价	5	向患者解释,语言柔和恰当,态度和蔼可亲	2
		指导患者配合有效,询问患者感受,关心患者	2
		合理运用体现人文关怀的非语言沟通技巧	1
总分	100		100

常见问题的预防与处理 ●

(一)胃管脱出

1. 预防

(1) 放置胃管后,嘱患者及家属勿自行拔除胃管,烦躁、不配合的患者建议使用保护性约束带。

(2) 放置胃管后,在出鼻孔处用记号笔标记胃管放置的长度。

(3) 妥善固定胃管,加强护理与观察。

2. 处理

(1) 胃管脱出后,立即报告医生。

(2) 按医嘱重新置管后,加强看护。

(二)呼吸、心跳骤停

1. 预防

(1) 在患者生命体征极不稳定时,应慎插胃管,防止意外发生。如因病情需要必须进行,操作前应备好抢救用物,在医生指导下进行。插管前可将胃管浸泡在70℃以上的开水中20 s,使胃管温度保持在35～37℃,减少胃管的化学刺激和冷刺激。

(2) 有心脏病史的患者插胃管须谨慎小心。

(3) 必要时在胃管插入前予咽喉部黏膜表面麻醉,可用小喷壶在咽喉部喷3～5次1%丁卡因,当患者自觉咽喉部有麻木感时再行插管,以减少刺激和不良反应。插管动作要轻稳、快捷、熟练,尽量一次成功,避免反复刺激。操作中严密监测生命体征,如发现异常,立即停止操作,并采取相应的抢救措施。

(4) 对合并有慢性支气管炎的老年患者,插管前10 min可选用适当的镇静剂或阿托品肌注,床旁备好氧气,必要时给予氧气吸入。

2. 处理

(1) 患者如发生呼吸、心跳骤停,应立即行心肺复苏。

(2) 严密监测患者生命体征。

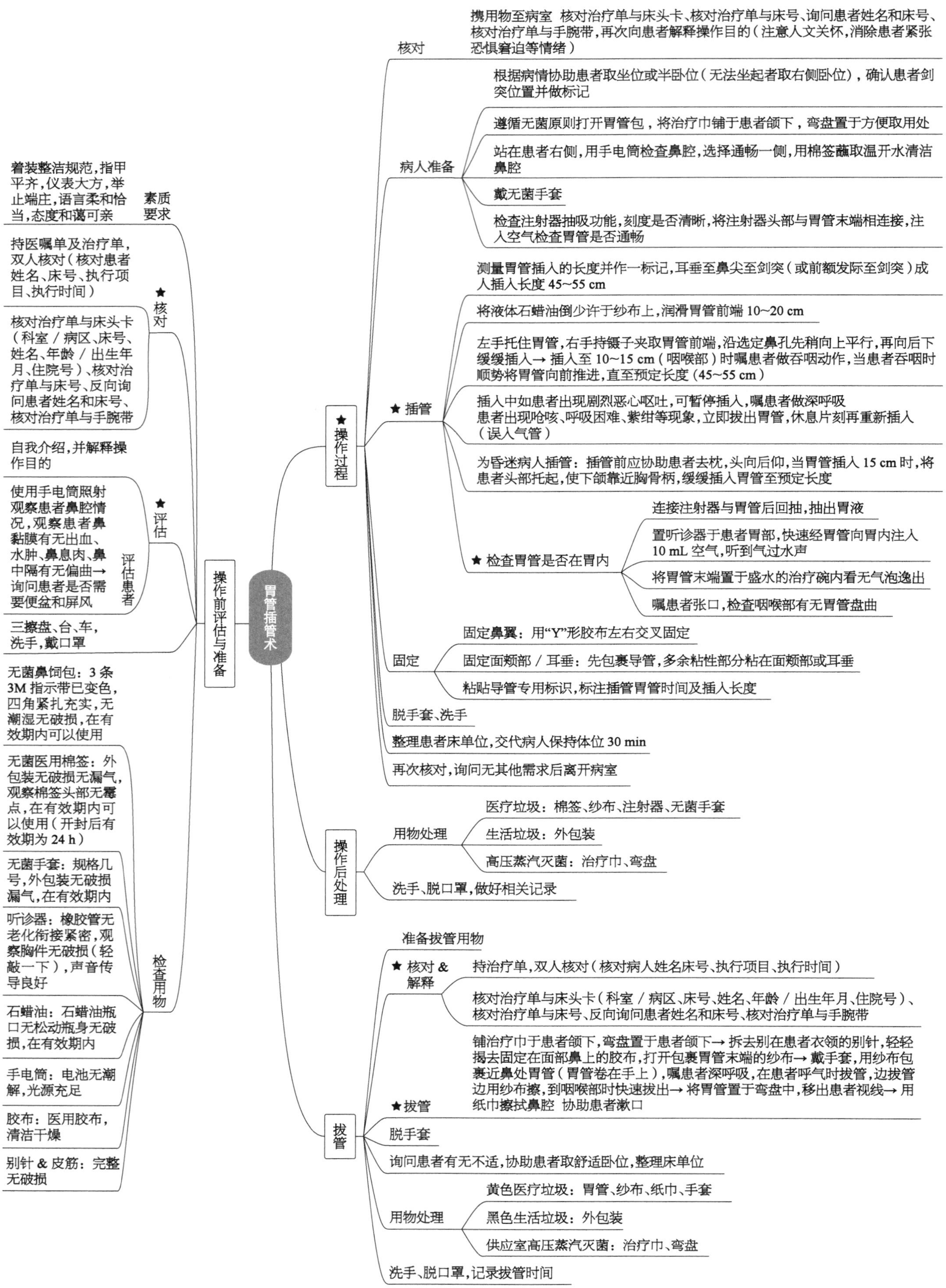

胃管插管术思维导图

素质要求：着装整洁规范,指甲平齐,仪表大方,举止端庄,语言柔和恰当,态度和蔼可亲

操作前评估与准备

- ★**核对**
  - 持医嘱单及治疗单,双人核对(核对患者姓名、床号、执行项目、执行时间)
  - 核对治疗单与床头卡(科室/病区、床号、姓名、年龄/出生年月、住院号)、核对治疗单与床号、反向询问患者姓名和床号、核对治疗单与手腕带
  - 自我介绍,并解释操作目的

- ★**评估** 评估患者
  - 使用手电筒照射观察患者鼻腔情况,观察患者鼻黏膜有无出血、水肿、鼻息肉、鼻中隔有无偏曲→询问患者是否需要便盆和屏风
  - 三擦盘、台、车,洗手、戴口罩

- **检查用物**
  - 无菌鼻饲包:3条3M指示带已变色,四角紧扎充实,无潮湿无破损,在有效期内可以使用
  - 无菌医用棉签:外包装无破损无漏气,观察棉签头部无霉点,在有效期内可以使用(开封后有效期为24 h)
  - 无菌手套:规格几号,外包装无破损漏气,在有效期内
  - 听诊器:橡胶管无老化衔接紧密,观察胸件无破损(轻敲一下),声音传导良好
  - 石蜡油:石蜡油瓶口无松动瓶身无破损,在有效期内
  - 手电筒:电池无潮解,光源充足
  - 胶布:医用胶布,清洁干燥
  - 别针&皮筋:完整无破损

操作过程

- **核对**：携用物至病室 核对治疗单与床头卡、核对治疗单与床号、询问患者姓名和床号、核对治疗单与手腕带,再次向患者解释操作目的(注意人文关怀,消除患者紧张恐惧窘迫等情绪)

- **病人准备**
  - 根据病情协助患者取坐位或半卧位(无法坐起者取右侧卧位),确认患者剑突位置并做标记
  - 遵循无菌原则打开胃管包,将治疗巾铺于患者颌下,弯盘置于方便取用处
  - 站在患者右侧,用手电筒检查鼻腔,选择通畅一侧,用棉签蘸取温开水清洁鼻腔
  - 戴无菌手套
  - 检查注射器抽吸功能,刻度是否清晰,将注射器头部与胃管末端相连接,注入空气检查胃管是否通畅

- ★**插管**
  - 测量胃管插入的长度并作一标记,耳垂至鼻尖至剑突(或前额发际至剑突)成人插入长度45~55 cm
  - 将液体石蜡油倒少许于纱布上,润滑胃管前端10~20 cm
  - 左手托住胃管,右手持镊子夹取胃管前端,沿选定鼻孔先稍向上平行,再向后下缓缓插入→插入至10~15 cm(咽喉部)时嘱患者做吞咽动作,当患者吞咽时顺势将胃管向前推进,直至预定长度(45~55 cm)
  - 插入中如患者出现剧烈恶心呕吐,可暂停插入,嘱患者做深呼吸
  - 患者出现呛咳、呼吸困难、紫绀等现象,立即拔出胃管,休息片刻再重新插入(误入气管)
  - 为昏迷病人插管:插管前应协助患者去枕,头向后仰,当胃管插入15 cm时,将患者头部托起,使下颌靠近胸骨柄,缓缓插入胃管至预定长度

- ★**检查胃管是否在胃内**
  - 连接注射器与胃管后回抽,抽出胃液
  - 置听诊器于患者胃部,快速经胃管向胃内注入10 mL空气,听到气过水声
  - 将胃管末端置于盛水的治疗碗内看无气泡逸出
  - 嘱患者张口,检查咽喉部有无胃管盘曲

- **固定**
  - 固定鼻翼:用"Y"形胶布左右交叉固定
  - 固定面颊部/耳垂:先包裹导管,多余粘性部分粘在面颊部或耳垂
  - 粘贴导管专用标识,标注插管胃管时间及插入长度

- 脱手套、洗手
- 整理患者床单位,交代病人保持体位30 min
- 再次核对,询问无其他需求后离开病室

操作后处理

- **用物处理**
  - 医疗垃圾:棉签、纱布、注射器、无菌手套
  - 生活垃圾:外包装
  - 高压蒸汽灭菌:治疗巾、弯盘
- 洗手、脱口罩,做好相关记录

拔管

- 准备拔管用物

- ★**核对&解释**
  - 持治疗单,双人核对(核对病人姓名床号、执行项目、执行时间)
  - 核对治疗单与床头卡(科室/病区、床号、姓名、年龄/出生年月、住院号)、核对治疗单与床号、反向询问患者姓名和床号、核对治疗单与手腕带

- ★**拔管**：铺治疗巾于患者颌下,弯盘置于患者颌下→拆去别在患者衣领上的别针,轻轻揭去包裹固定在面部鼻上的胶布,打开包裹胃管末端的纱布→戴手套,用纱布包裹近鼻处胃管(胃管卷在手上),嘱患者深呼吸,在患者呼气时拔管,边拔管边用纱布擦,到咽喉部时快速拔出→将胃管置于弯盘中,移出患者视线→用纸巾擦拭鼻腔 协助患者漱口

- 脱手套
- 询问患者有无不适,协助患者取舒适卧位,整理床单位

- **用物处理**
  - 黄色医疗垃圾:胃管、纱布、纸巾、手套
  - 黑色生活垃圾:外包装
  - 供应室高压蒸汽灭菌:治疗巾、弯盘

- 洗手、脱口罩,记录拔管时间

图 5-1 胃管插管术思维导图

（三）鼻、咽喉、食道黏膜损伤和出血

1.预防

（1）需长期留置胃管患者,选用材质柔软、管径小的导管,以减少插管对黏膜的损伤。

（2）操作前向患者详细解释操作过程及配合要点,取得患者充分合作。

（3）插管前彻底清洁、湿润患者鼻腔,用石蜡油润滑导管前段。

（4）操作流程熟练、动作规范。

2.处理

（1）每日用冷开水蘸湿棉签清洁患者鼻腔,必要时石蜡油滴鼻,防止鼻黏膜干燥。

（2）拔出胃管,换一侧鼻腔重新插管。

（3）出血量较大者,予冰盐水浸湿纱条填塞止血。必要时冰盐水加去甲肾上腺素浸湿纱条填塞止血。

（四）声音嘶哑

1.预防

（1）根据患者体型、鼻腔解剖结构选择材质、型号适宜的导管。

（2）插管过程中,嘱患者平静呼吸,勿咳嗽、说话。

2.处理

（1）嘱患者减少说话,使声带得到充分休息。

（2）口腔护理每日 2 次,保持咽喉部湿润。

（3）糖皮质激素雾化吸入,减轻咽喉部水肿。

（4）口服 B 族维生素,营养神经,促进恢复。

（五）插管困难

1.预防

（1）操作前向患者详细解释操作过程及配合要点,取得患者充分合作。

（2）为精神过度紧张者插胃管,胃管插入至咽喉部时,从口角缓慢喂食一汤匙温开水,嘱患者缓慢下咽,同时迅速将胃管往深部送入。

（3）为昏迷患者插胃管时,2 人配合操作。

（4）选用材质优良的硅胶胃管,切忌同一根胃管反复使用。

2.处理

（1）暂停操作,做好患者沟通与宣教。

（2）昏迷患者、咽反射不敏感患者,在气管镜或胃镜引导下插管。

实操后反思

（1）确认胃管插入胃内的方法有哪几种?

（2）成人胃管留置的深度是多少?

（3）插胃管时的观察要点有哪些?

（4）如何妥善固定留置胃管?

第二节 · 鼻 饲 法

鼻饲法（nasogastric gavage）是将导管经鼻腔插入胃肠道内，从管内输注流质食物、水和药物，以维持患者营养和满足治疗需要的技术。

学习目标 ●

（一）识记
能正确阐述判断有无胃潴留及导管堵塞的方法。

（二）理解
能举例说明鼻饲前后冷开水冲洗胃管的目的。

（三）运用
（1）能为患者实施鼻饲，做到方法正确、动作规范、步骤有序、过程完整，体现对患者的人文关怀，使患者感到安全、舒适。

（2）能正确判断患者胃潴留症状，并协助处置。

操作过程 ●

（一）用物准备
① 鼻饲包（内含治疗碗 2 个，治疗巾 1 块，50 mL 注射器 1 个，纱布若干，压舌板 1 个，镊子 1 把，弯盘 1 个），1 个；

② 鼻饲液，200 mL；　　③ 温开水，200 mL；　　④ 清洁手套，2 副；

⑤ 无菌棉签，1 包；　　⑥ 听诊器，1 个；　　⑦ 手电筒，1 个；

⑧ 纸巾，若干；　　⑨ 速干手消毒剂，1 瓶。

（二）操作流程
详见思维导图 5 - 2（见下页）。

（三）注意事项
（1）每次鼻饲前应证实胃管在胃内且通畅，并用少量温水冲管后再进行喂食。鼻饲完毕后再次注入少量温开水，防止鼻饲液凝结或黏附于管壁。

（2）鼻饲液温度应保持在 38～40℃，避免过冷或过热；新鲜果汁与奶液应分别注入，防止产生凝块；药片应研碎溶解后注入。每次鼻饲量不超过 200 mL，间隔时间不少于 2 h。

（3）长期鼻饲者应每天进行 2 次口腔护理，并定期更换胃管。普通胃管每周更换一次，硅胶胃管每月更换一次。更换胃管时注意晚间拔管，次晨再从另一侧鼻孔插入。

（4）食管静脉曲张、食管梗阻的患者禁忌使用鼻饲法。

（5）鼻饲后保持原卧位 30 min，防止胃内容物反流、误吸。

（6）喂养前后、注药前后及导管夹闭时间超过 24 h 时，均应进行冲管。

（7）持续喂养时，宜每 4 h 脉冲式冲管一次。

（8）宜使用 20～30 mL 生理盐水、灭菌注射用水或温开水进行脉冲式冲管。

（9）宜在喂养结束冲管后盖保护帽。

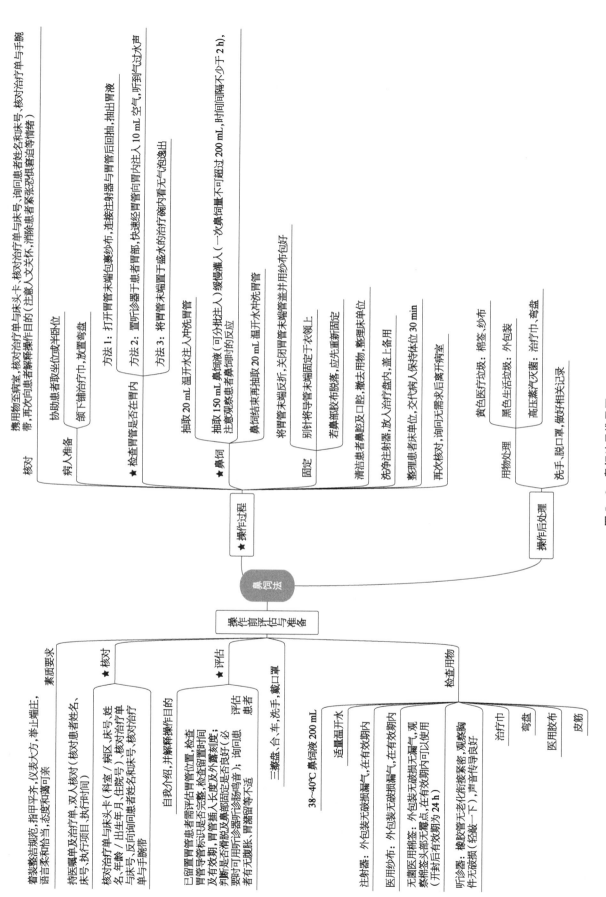

图 5-2 鼻饲法思维导图

（四）操作评分标准

详见表 5-2。

表 5-2　鼻饲法评分标准

项　目	分值	操　作　要　点	标准分
仪容仪表	6	衣帽整齐,洗手、戴口罩	2
		态度认真,待人礼貌	2
		仪表端庄,举止大方	2
评估	12	双人核对医嘱、治疗单	2
		床旁核对患者信息,解释操作目的及过程,取得合作	5
		评估胃管的位置,方法正确;正确检查患者有无胃潴留;洗手	5
操作前准备	11	擦拭盘、台、车	2
		洗手、戴口罩	3
		备齐用物(遵医嘱准备鼻饲液种类及量)、放置合理【开始计时】	6
鼻饲	49	协助患者取半卧位或坐位;颌下铺治疗巾,放置弯盘	5
		确认胃管在胃内,抽吸 20 mL 温开水冲洗胃管[1]	10
		鼻饲溶液温度适宜 38～40℃	5
		鼻饲注入速度适宜	5
		鼻饲食量适宜,不超过 200 mL	5
		每次鼻饲间隔时间≥2 h	5
		鼻饲后抽吸 20 mL 温开水冲洗胃管	3
		喂毕,安全夹闭胃管末端,妥善固定胃管	6
		告知患者保持半坐位 30 min,并行置管期间健康指导,洗手【计时结束】	5
操作后处理	6	正确处理用物	3
		洗手、脱口罩,做好文书记录	3
效果评价	10	操作时间≤8 min,每超过 30 s 扣 1 分	4
		注意职业防护,尊重患者,保护隐私	3
		安全操作,避免反流、呛咳等不良反应发生	3
素养评价	6	向患者解释,语言柔和恰当,态度和蔼可亲	2
		指导患者配合有效,询问患者感受,关心患者	2
		合理运用体现人文关怀的非语言沟通技巧	2
总分	100		100

注:[1] 未确认胃管在胃内,即向胃管内灌注留置,本次操作判为"不及格"。

常见问题的预防与处理 ●

（一）胃食管反流与误吸

1. 预防

（1）鼻饲前先检查管道的位置，昏迷患者翻身、危重患者吸痰均应在鼻饲前进行。

（2）注意鼻饲液的温度及输注速度，每次输入鼻饲液小于 200 mL，间隔时间不少于 2 h，鼻饲时和鼻饲后取半卧位，输注完毕后维持体位 30 min。

（3）定时检查患者有无胃潴留，如出现腹痛、腹胀应通知医师减量或暂停鼻饲。

2. 处理

（1）立即停止鼻饲，取头低右侧卧位，吸除气道内吸入物。

（2）抽吸胃内容物，接负压引流瓶，防止进一步反流误吸。

（二）胃管堵塞

1. 预防

（1）鼻饲前后均应用 20～30 mL 温水冲洗胃管。

（2）鼻饲前摇匀营养液。给药时应先研碎，溶解后注入。

（3）鼻饲混合流食，应当间接加温，以免蛋白凝固。

（4）对长期鼻饲的患者，应当定期更换胃管。

2. 处理

（1）发生堵塞时，立即用注射针筒抽吸，排除堵塞。

（2）遵医嘱予重新置管。

（三）腹泻

1. 预防

（1）鼻饲液要在保质期内。

（2）掌握好输注的三度，即浓度、速度及温度：营养液浓度从低→高逐步增加到合适浓度；速度应缓慢（20 mL/h），逐渐过渡至 100～120 mL/h；温度以 38～40℃ 为宜。

2. 处理

（1）遵医嘱暂停鼻饲。

（2）遵医嘱止泻及支持治疗。

（四）胃管脱出

详见第六章第一节插胃管术。

（五）便秘

1. 预防

可调整营养液的配方，食物中增加纤维素丰富的水果和蔬菜，也可适当使用蜂蜜或香油。

2. 处理

（1）必要时可用开塞露 20 mL 肛管注入，也可 0.2％～0.3％的肥皂水 200～400 mL 低压灌肠。

（2）老年人因肛门括约肌松弛，加上大便干结，可人工取便，即用手指由直肠取出嵌顿粪便。

（六）胃潴留

1. 预防

（1）每次鼻饲量不超过 200 mL，间隔时间不少于 2 h。

（2）鼻饲后,可协助患者取半坐卧位,以防止食物反流入食管。

（3）病情允许的情况下,可鼓励患者多行床上及床边活动,促进胃肠功能恢复,并可依靠重力作用使鼻饲液顺肠腔运行,预防和减轻胃潴留。

2. 处理

（1）暂停经鼻胃管营养液摄入。

（2）有胃潴留的重病患者,予胃复安 60 mg 每 6 h 一次注入,加速胃排空。

实操后反思 ●————————————————————————————

（1）每次鼻饲前,怎么确定胃管在胃内?

（2）怎么确定患者是否有胃潴留及导管堵塞?

（3）长期留置胃管时,如何避免胃管导致的压力性损伤?

（4）鼻饲前后,温水冲管的目的是什么?

（5）如何避免鼻饲患者胃反流发生?

第六章

生命体征测量技术

第一节·体温的测量

体温（body temperature），也称体核温度（core temperature），指身体内部胸腔、腹腔和中枢神经的温度，具有相对稳定且较皮肤温度高的特点。医学上所说的体温是指机体深部的平均温度，体温的相对恒定是机体新陈代谢和生命活动正常进行的必要条件。正常情况下，人的体温保持相对恒定的状态，是观察生命活动的重要体征之一。通常可在口腔、腋下、肛门三个部位测量。成人多测量口温、腋温；小儿多测量肛温。正常成人口温为 36.3～37.2℃，腋温为 36.0～37.0℃，肛温为 36.5～37.7℃。

学习目标

（一）识记

（1）能简述体温计消毒的方法。

（2）能简述体温计种类、构造及使用注意事项。

（二）理解

（1）能用自己的语言解释不同热型特点。

（2）能比较各种体温计使用注意事项。

（3）能比较不同部位测量所得体温数值的变化特点，以及适用范围。

（三）运用

（1）能根据不同热型的特点，识别异常体温。

（2）能正确实施体温测量术，做到态度认真、方法正确、操作规范、步骤有序、过程完整、测量值准确，并体现对患者的关心。

操作过程

（一）用物准备

① 有盖方盘，1个；　　② 体温计（置于有盖方盘内），1个；　　③ 治疗盘，1个；

④ 弯盘，1个；　　⑤ 消毒液纱布，1块；　　⑥ 有盖消毒液容器，2个；

⑦ 有秒针的表，1只；　　⑧ 记录本，1本；　　⑨ 笔，1支；

⑩ 若测肛温，另备润滑剂、棉签、卫生纸。

（二）操作流程

详见思维导图 6-1（见第 72 页）。

（三）注意事项

（1）婴幼儿、意识不清或不合作患者测温时，应有专人守护，防止意外。

（2）婴幼儿、精神异常、昏迷、不合作、口鼻手术或呼吸困难患者，禁忌测量口温。

（3）进食、吸烟、冷热饮、冷热敷患者应推迟 30 min 后测口腔温度。

（4）腋下有创伤、手术、炎症，以及腋下出汗较多、极度消瘦的患者，不宜腋下测温；沐浴后需待30 min 后再测腋下温度。

（5）腹泻、直肠或肛门手术、心肌梗死患者不宜测肛温。

（6）体温和病情不相符合时重复测温，必要时可同时采取两种不同的测量方式作为对照。

（四）操作评分标准

详见表 6-1。

表 6-1　体温、脉搏、呼吸测量评分标准

项　　目	分值	操　作　要　点	标准分
仪容仪表	5	服装、鞋帽整洁	1
		头发整洁，指甲平齐	2
		仪表大方，举止端庄	2
操作前准备	15	洗手、戴口罩	3
		备齐用物，放置合理	3
		选择合适体温计并检表	3
		【计时开始】核对解释，取合适卧位	3
		评估患者病情、自理合作程度、之前活动、冷热饮等情况	3
体温测量	30	测量方法、位置正确[1]，测量时间合适	15
		指导患者有效配合	5
		擦拭后读表	10
脉搏测量	10	患者手臂置舒适位置	4
		测量方法、位置正确	3
		计数 30 s（发现异常测 1 min）[2]	3
呼吸测量	10	测量方法正确（不引起患者注意）	5
		计数 30 s（发现异常测 1 min）[2]	5
操作后处理	15	正确、及时记录测量值	3
		助患者取舒适卧位，整理床单位【计时结束】	3

续 表

项 目	分值	操 作 要 点	标准分
操作后处理	15	正确处置体温计	3
		洗手、脱口罩	3
		将测量值正确记录到护理记录单上	3
效果评价	10	动作轻柔稳重,测量方法正确,各测量值准确,1 min内正确读表 10 支	4
		操作时间≤10 min,每超过 30 s 扣 1 分	3
		患者安全不受损害	3
素养评价	5	向患者解释语言柔和恰当,态度和蔼可亲	1
		指导患者配合有效,询问患者感受,关心患者	2
		合理运用体现人文关怀的非语言沟通技巧	2
总分	100		100

注:[1] 如肛表大部分或全部插入肛门,本次操作判为"不及格";

[2] 测量结果误差超过 10%,本次操作判为"不及格"。

常见问题的预防与处理

(一)患者咬碎体温计

1. 预防

(1)测量体温前对患者做好宣教,教会其正确使用体温计。

(2)对于婴幼儿、精神异常、昏迷患者不得选用口腔测体温。

2. 处理

(1)立即清除口腔内玻璃碎屑。

(2)口服蛋清液或牛奶,保护消化道黏膜并延缓汞的吸收;若病情允许,可进食粗纤维食物,以促进汞的排泄。

(二)体温和病情不相符

1. 预防

(1)张口呼吸患者不选用口腔测体温。

(2)患者进食、饮水、面颊部冷热敷、坐浴或灌肠、沐浴后应间隔 30 min 后再测相应部位的体温。

2. 处理

(1)发现体温和病情不相符时,应在床旁重新监测,必要时做肛温和口温对照复查。

(2)检查体温计有无损坏。

实操后反思

(1)测量体温时,若患者不慎咬破水银体温计,该如何处理?

(2)水银体温计、耳温枪、额温枪测量的操作异同点是什么?

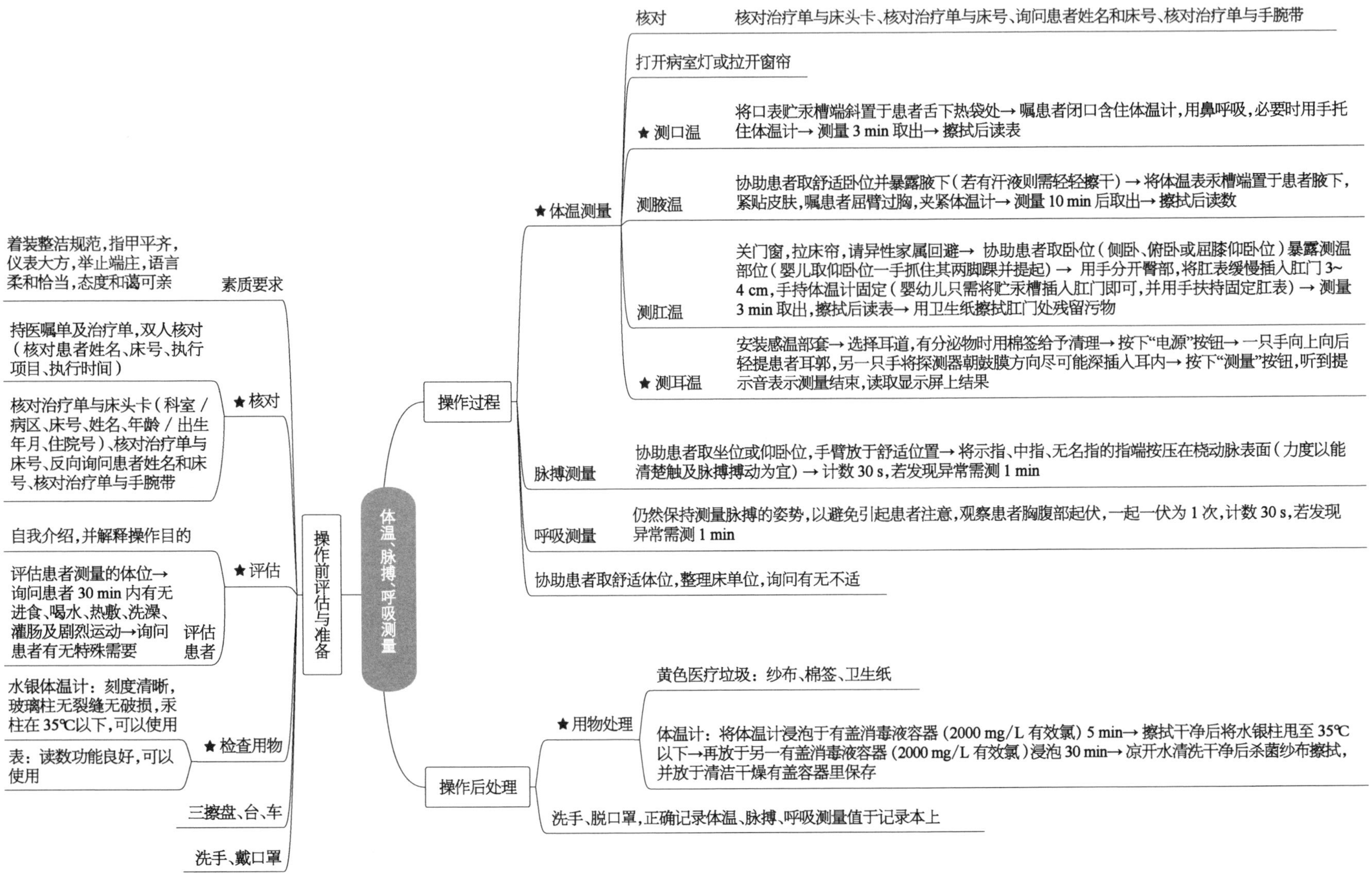

操作前评估与准备

素质要求
着装整洁规范,指甲平齐,仪表大方,举止端庄,语言柔和恰当,态度和蔼可亲

★核对
持医嘱单及治疗单,双人核对(核对患者姓名、床号,执行项目、执行时间)
核对治疗单与床头卡(科室/病区、床号、姓名、年龄/出生年月(住院号),反向询问患者姓名和床号,核对治疗单与手腕带)

★评估
自我介绍,并解释操作目的
评估患者测量的体位→询问患者30 min内有无进食、喝水、热敷、洗澡、灌肠及剧烈运动→评估患者有无特殊需要

★检查用物
水银体温计:刻度清晰,玻璃无裂隙无破损,汞柱在35℃以下,可以使用
表:读数功能良好,可以使用
三查盘、台、车
洗手、戴口罩

操作过程

核对
核对治疗单与床头卡、核对治疗单与床号,询问患者姓名和床号,核对治疗单与手腕带
打开病室灯或拉开窗帘

★体温测量

★测口温:将口表水银端斜置于患者舌下热袋处→嘱患者闭口含住体温计,用鼻呼吸,必要时用手托住体温计→测量3 min后取出→擦拭后读表

测腋温:协助患者取适当卧位并暴露腋下(若有汗液则需轻轻擦干)→将体温计表末端置于患者腋下,紧贴皮肤,嘱患者屈臂过胸,夹紧体温计→测量10 min后取出→擦拭后读数

测肛温:关门窗,拉床帘,请异性家属回避→协助患者取卧位(侧卧、俯卧或屈膝仰卧位)→用手分开臀部,将肛表润滑后缓慢插入肛门3~4 cm(婴幼儿只需将润滑油末端插入肛门,并用手持扶住肛表固定)→测量3 min取出,擦拭后读表→用卫生纸擦拭肛门处残留污物

★测耳温:安装感温部套→选择耳道,有分泌物则用棉签予以清理→一手将耳廓朝后上向后上方提起(婴幼儿将耳廓朝向后下方),另一只手将探测器朝缓慢插入耳内尽可能深插入耳内→按下"电源"按钮→按下"测量"按钮,听到提示→按下"测量"按钮,速查显示屏上结果

脉搏测量
协助患者取坐位或卧位(仰卧位,手臂放于舒适位置)→将示指、中指、无名指的指端按正在桡动脉表面(力度以能清楚触及脉搏跳动为宜)→计数30 s,若发现异常应测1 min

呼吸测量
仍然保持测量脉搏的姿势,观察患者胸部起伏,一起一伏为1次,计数30 s,若发现异常需测1 min

协助患者取舒适体位,整理床单位,询问有无不适

操作后处理

★用物处理
黄色医疗垃圾:纱布、棉签、卫生纸
体温计:将体温计浸泡于有盖消毒液容器(2000 mg/L 有效氯)5 min→擦拭干净后将水银柱甩至35℃以下→再放于另一有盖消毒液容器(2000 mg/L 有效氯)浸泡30 min→凉开水清洗干净后擦拭干净后干燥纱布擦拭,并放于清洁干燥有盖容器里保存

洗手、脱口罩,正确记录体温、脉搏、呼吸测量值于记录本上

体温、脉搏、呼吸测量

图6-1 体温、脉搏、呼吸测量思维导图

（3）体温测量的部位有哪些？分别适用于哪些患者？

（4）不同部位测量体温的注意事项有哪些？

（5）高热患者的护理要点有哪些？

第二节·脉搏的测量

在每个心动周期中，由于心脏的收缩和舒张，动脉内的压力和容积也发生周期性的变化，导致动脉管壁产生有节律的搏动，称为动脉脉搏（arterial pulse），简称脉搏（pulse）。

动态监测脉搏变化，能间接了解心脏情况。正常成人在安静、清醒的状态下脉率为 60～100 次/min，可随多种生理性因素而发生一定范围的波动。

学习目标

（一）识记

（1）能正确阐述测量脉搏的方法及注意事项。

（2）能正确阐述异常脉搏监测要点。

（二）理解

（1）能用自己的语言解释测量脉搏的方法及注意事项。

（2）能用自己的语言实例说明脉搏的生理性变化。

（三）运用

（1）能正确实施脉搏测量术，做到态度认真、方法正确、操作规范、步骤有序、过程完整、测量值准确，并体现对患者的关心。

（2）能准确测量危重症患者的脉搏。

操作过程

（一）用物准备

① 有秒针的表，1 只；　　② 记录本，1 本；　　③ 听诊器（必要时），1 副；

④ 笔，1 支。

（二）操作流程

详见思维导图 6-1。

（三）注意事项

（1）当脉搏细弱难以触诊时，可用听诊器听诊心率 1 min 代替。

（2）偏瘫患者选择健侧肢体测量脉搏。

（3）除桡动脉外，可测颞动脉、肱动脉、颈动脉、股动脉、腘动脉、足背动脉等。

（4）勿用拇指诊脉。

（5）测量脉率的同时，还应注意脉搏的节律、强弱、紧张度、动脉管壁的弹性等情况，发现异常要及时报告医生并记录。

（四）操作评分标准

详见表 6-1。

实操后反思 ●

（1）护士该如何测量脉搏短绌患者的脉搏？

（2）为什么测量婴幼儿的脉搏应在测量体温和血压前进行？

（3）如何评估及识别异常脉搏？

第三节 · 呼 吸 的 测 量

机体在新陈代谢过程中,需要不断地从外界环境中摄取氧气,并把自身产生的二氧化碳排出体外,机体与环境之间所进行的气体交换过程,称为呼吸(respiration)。

测量患者每分钟呼吸次数,以及观察患者呼吸状况,能协助诊断并为预防、治疗、康复和护理提供依据。正常成人在安静状态下呼吸为 12～20 次/分,节律规则、频率与深浅度均匀平稳、呼吸无声且不费力。呼吸与脉率之比约为 1∶4。

学习目标 ●

（一）识记

（1）能正确阐述测量呼吸的方法及注意事项。

（2）能正确阐述正常呼吸的判断标准。

（二）理解

（1）能用自己的语言解释测量呼吸的方法及注意事项。

（2）能举例说明呼吸生理调节机制以及变化特点。

（三）运用

（1）能正确实施呼吸测量术,做到态度认真、方法正确、操作规范、步骤有序、过程完整、测量值准确,并体现对患者的关心。

（2）能准确测量危重症患者的呼吸。

操作过程 ●

（一）用物准备

① 有秒针的表,1 只；　　② 记录本,1 本；　　③ 棉签(必要时),1 包；

④ 笔,1 支；　　⑤ 治疗盘,1 个。

（二）操作流程

详见思维导图 6-1。

（三）注意事项

（1）呼吸受意识控制,因此测量呼吸前不必解释,在测量过程中不使患者察觉,以避免因紧张而影响测量结果。

（2）危重症患者呼吸微弱,可用少许棉花置于患者鼻孔前,观察棉花被吹动的次数,计时 1 min。

（3）连接呼吸机患者应以呼吸机监测窗读数为准。

（4）测量呼吸时宜取仰卧位。

（四）操作评分标准

详见表 6 - 1。

实操后反思 ●

（1）如何为危重患者测量呼吸？

（2）潮式呼吸的特点有哪些？

（3）促进呼吸功能的护理技术有哪些？

第四节·血 压 的 测 量

血压（blood pressure，BP）是血管内流动着的血液对单位面积血管壁的侧压力（压强）。在不同血管内，血压被分别称为动脉血压、毛细血管压和静脉血压，而一般所说的血压是指动脉血压。

监测患者动态血压变化，判断有无异常，能了解循环系统的功能状况。正常成人在安静状态下的血压范围为，收缩压 90～139 mmHg，舒张压 60～89 mmHg，脉压 30～40 mmHg，平均动脉压 75～100 mmHg。

学习目标 ●

（一）识记

（1）能正确说出血压正常值的波动范围以及高血压的划分标准。

（2）能正确阐述血压的评估内容。

（二）理解

（1）能用自己的语言解释测量血压的方法及注意事项。

（2）能用自己的语言举例说明血压的生理性变化。

（三）运用

（1）能正确实施血压测量术，做到态度认真、方法正确、操作规范、步骤有序、过程完整、测量值准确，并体现对患者的关心。

（2）能正确指导患者进行自我血压监测。

操作过程 ●

（一）用物准备

① 听诊器，1 副；　② 记录单，1 张；　③ 血压计，1 台；

④ 笔，1 支；　⑤ 脉枕，1 个。

（二）操作流程

详见思维导图 6 - 2（见下页）。

（三）注意事项

（1）定期检测、校对血压计。测量前需检查血压计的有效性，如玻璃管有无裂损、水银是否充足或断层等，符合要求方可使用。

（2）血压监测应在患者平静时进行，遵循四定的原则：定时间、定部位、定血压计、定体位。

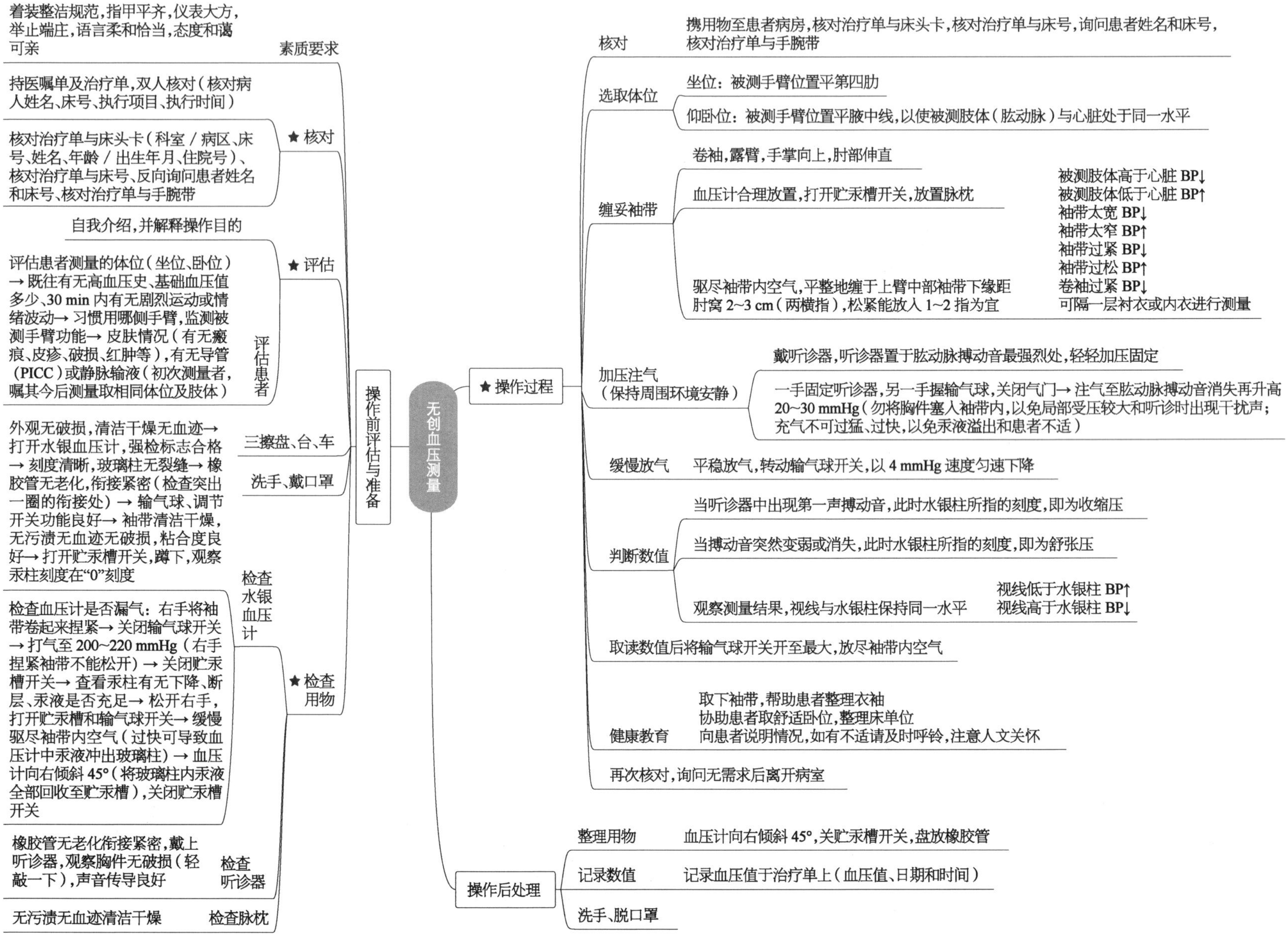

无创血压测量

操作前评估与准备

素质要求：着装整洁规范，指甲平剪，仪表大方，举止端庄，语言柔和恰当，态度和蔼可亲

★核对：持医嘱单及治疗单，双人核对（核对病人姓名、床号，执行项目、执行时间）
- 核对治疗单与床头卡（科室/病区、床号、姓名、年龄/出生年月（住院号），核对治疗单与床号，反问同患者姓名和床号，核对治疗单与手腕带）

★评估
- 评估者
- 自我介绍，并解释操作目的
- 评估患者测量的体位（坐位、卧位）→ 既往有无高血压史、基础血压值 → 多少 30 min 内有无剧烈运动或情绪波动 → 习惯用哪侧手臂，监测血液波动、皮肤情况（有无瘢痕、皮疹、破损、红肿等）、有无导管（PICC）或静脉输液（初次测量者，嘱其今后测量取相同肢体（同侧肢体））
- 三接盘、治、车；洗手、戴口罩

★检查用物
- 检查水银血压计：外观无破损，清洁干燥，清洁干燥无血迹 → 打开水银槽开关，强检标志合格 → 刻度清晰，玻璃柱无裂缝 → 胶管无老化，玻璃柱无老化（检查突出一圈的衔接处）→ 输气球，调节开关功能良好 → 袖带清洁干燥，无污渍无血迹无破损，粘合度良好 → 打开水银槽开关，瞬下，观察汞柱刻度是否在"0"刻度
- 检查血压计是否漏气：右手将袖带托起来袖带紧 → 打气至 200~220 mmHg（右手握紧袖带不能松开）→ 关闭输气球开关（右手捏住玻璃柱，左手平右手，松开手 → 查看汞柱无下降、缓慢驱尽袖带内空气 → 血压计打开水银槽开关，瞬下（过快可导致血压计中汞液冲出汞槽）→ 血压计向右倾斜 45°（将玻璃柱内汞液全部回收至汞槽），关闭汞槽开关
- 检查听诊器：橡胶管无老化衔接紧密，戴上听诊器头，观察胸件无破损（轻敲一下），声音传导良好
- 检查脉枕：无污渍无血迹清洁干燥

★操作过程

核对：携用物至患者病房，核对治疗单与床头卡，核对治疗单与床号，询问患者姓名和床号，核对治疗单与手腕带

选取体位
- 坐位：被测手臂位置平第四肋
- 仰卧位：被测手臂位置平腋中线，以使被测肢体（肱动脉）与心脏处于同一水平

缠袖带
- 卷袖、露臂，手掌向上，肘部伸直
- 血压计合理放置，打开水银槽开关，放置脉枕
- 驱尽袖带内空气，平整地缠于上臂中部袖带下缘距肘窝 2~3 cm（两横指，松紧能放入 1~2 指为宜）
- 被测肢体高于心脏 BP↓；被测肢体低于心脏 BP↑；袖带太宽 BP↓；袖带太窄 BP↑；袖带过松 BP↑；袖带过紧 BP↓；卷袖一层衣或内衣进行测量，可隔一层衣或内衣听诊时出现干扰声；

加压注气（保持周围环境安静）
- 戴听诊器，听诊器置于肱动脉搏动最强烈处，轻轻加压固定
- 一手固定听诊器，另一手握住输气球，关闭气门 → 注气至肱动脉搏动音消失再升高 20~30 mmHg（勿将胸件塞入袖带内，以免局部受压较大和听诊时出现干扰声；充气不可过猛、过快，以免汞液溢出和患者不适）

缓慢放气：平稳放气，转动输气球开关，以 4 mmHg 速度匀速下降

判断数值
- 当听诊器中出现第一声搏动音，此时水银柱所指的刻度，即为收缩压
- 当搏动音突然变弱或消失，此时水银柱所指的刻度，即为舒张压
- 视线低于水银柱 BP↑；视线高于水银柱 BP↓

取读数值后将输气球开关开至最大，放尽袖带内空气 / 观察测量结果，视线与水银柱保持同一水平

健康教育：取下袖带，帮助患者整理衣袖 / 协助患者放置舒适体位，整理床单位 / 向患者说明情况，如有不适请及时呼叫铃，注意人文关怀

再次核对，询问无需求后离开病室

操作后处理

- 整理用物
- 记录数值：血压计向右倾斜 45°，关闭汞槽开关，盘放橡胶管 / 记录血压值于治疗单上（血压值、日期和时间）
- 洗手、脱口罩

图 6-2　无创血压测量思维导图

（3）如发现血压听不清或异常时,应重测。重测时先驱净袖带内空气,使汞柱降至"0"点,稍休息片刻再行测量,必要时作对照复查。

（4）测量肢体的肱动脉与心脏处于同一水平位置,卧位时平腋中线,坐位时平第四肋。

（5）偏瘫、肢体外伤或手术患者选择健侧肢体测量。

（四）操作评分标准

详见表 6-2。

表 6-2 无创血压测量评分标准

项 目	分值	操 作 要 点	标准分
仪容仪表	5	服装、鞋帽整洁	1
		头发整洁,指甲平齐	2
		仪表大方,举止端庄	2
操作前准备	15	备齐用物【计时开始】,检查血压计、听诊器呈备用状态	5
		洗手、戴口罩	2
		核对患者并做解释	3
		评估患者被测肢体局部情况,以及测量前全身情况	5
测量	55	协助取坐位或卧位	5
		袖带缠绕位置准确、平整、松紧适宜	5
		听诊器头端紧贴测量肢端动脉搏动最强烈处	5
		输气球平稳充气、放气	10
		正确判读测量结果,并记录[1]	10
		正确关闭、收起血压计,无汞泄露	10
		再次核对患者信息,协助取舒适卧位,整理床单位【计时结束】	5
		正确给予健康指导,洗手	5
操作后	5	用物分类处置	3
		洗手,记录血压值于护理记录单上	2
效果评价	14	测量体位、部位正确,结果准确	5
		操作时间≤10 min,每超过 30 s 扣 1 分	4
		指导患者掌握自我症状监测方法恰当	5
素养评价	6	向患者解释耐心、语言恰当	2
		指导患者配合有效,关心患者感受	2

项　目	分值	操　作　要　点	标准分
素养评价	6	合理运用非语言沟通技巧	2
总分	100		100

注：[1] 血压测量值误差 10%～20%扣 5 分,≥20%本次操作判为"不及格"。

常见问题的预防与处理

（一）测量值偏高/偏低

1. 预防

（1）长期监测血压者,做到"四定"。

（2）血压计呈备用状态,每年至少强检一次。

（3）血压计袖带宽度适合患者。

（4）血压计、患者测量肢体动脉及心脏位置在同一水平线。

（5）袖带缠绕位置、松紧度合适。

2. 处理

（1）选用合适的血压计。

（2）重新测量,规范操作。

（二）皮下血肿

1. 预防

（1）出、凝血功能异常患者,袖带缠绕勿太紧。

（2）操作熟练,减少袖带压迫时间。

2. 处理

（1）加强观察,避免加重。

（2）对症处理,预防感染。

实操后反思

（1）袖带对测量血压结果有何影响（袖带宽窄规格、使用中缠绕松紧度）?

（2）电子血压计与汞柱式血压计的区别是什么? 哪些患者不适用电子血压计?

（3）测量血压的操作要点有哪些?

（4）长期监测血压者需要做到哪"四定"?

（5）测血压的注意事项有哪些?

第七章

冷 热 疗 技 术

第一节 · 物理降温技术

物理降温技术(physical cooling technology)是指通过物理的方法使体温下降的技术。包括冰袋的使用(the use of ice bags)、乙醇擦浴(alcohol sponge bath)、冰帽的使用(the use of ice caps)和冷湿敷(cold moist compress)等,本节重点阐述冰袋的使用和乙醇擦浴。

学习目标

(一) 识记

(1) 能正确说出冷疗的禁忌证和禁忌部位。

(2) 能正确说出冷疗的常用部位。

(二) 理解

(1) 能用自己的语言解释冷疗的常见问题及防护方法。

(2) 能用实例解释冷疗的机体体温调节机制。

(3) 能根据患者情况分析影响冷疗的因素。

(三) 运用

(1) 能正确完成冷袋冰敷和乙醇擦浴,做到态度认真、方法正确、操作规范、步骤有序、过程完整,并体现对患者的关心。

(2) 能及时判断和处理患者冷疗期间出现的不良反应。

操作过程

(一) 用物准备

(1) 冰袋冰敷所需用物

① 冰袋,1个;　　　　② 布套,1个;　　　　③ 无棱角冰块,1个;

④ 毛巾,1条;　　　　⑤ 脸盆(内含适量冷水),1个;　　　　⑥ 木槌,1个;

⑦ 勺,1个;　　　　⑧ 帆布袋,1个。

(2) 乙醇擦浴所需用物

① 治疗盘,1个;　　　　② 小毛巾,2块;　　　　③ 浴巾,1条;

④ 屏风（按需），1 架；　　　　　⑤ 便器便巾（按需），1 套；

⑥ 治疗碗（含 25%～35%乙醇溶液 200 mL），1 套；

⑦ 热水袋及布套，各 1 个；　　　　⑧ 冰袋及布套，各 1 个；　　　　⑨ 衣裤，1 套。

（二）操作流程

详见思维导图 7 - 1、7 - 2（见第 83、84 页）。

（三）注意事项

（1）根据患者病情选择合适的物理降温技术。掌握物理降温术的禁忌证，血液循环障碍、慢性炎症或深部有化脓性病灶者禁用；对冷过敏、感觉异常及体质虚弱者慎用。血液病人和新生儿禁忌使用乙醇擦浴降温。

（2）正确选择用冷部位。枕后、耳郭、阴囊处用冷易引起冻伤；心前区用冷易引起反射性心率减慢、心律不齐；腹部用冷易引起腹痛、腹泻；足底用冷易引起反射性冠状动脉收缩。

（3）降温时间不宜过长，以免发生继发效应，抵消生理效应。

（4）降温过程中，密切观察患者局部皮肤颜色和皮温变化、经常询问患者感受，30 min 后复测体温，避免并发症的发生。

（四）操作评分标准

详见表 7 - 1、7 - 2。

表 7 - 1　冰袋的使用评分标准

项　　目	分值	操　作　要　点	标准分
仪容仪表	5	服装、鞋帽整洁	1
		仪表大方，举止端庄	2
		语言柔和恰当，态度和蔼可亲	2
操作准备	28	洗手、戴口罩	2
		准备并检查用物（冰袋、冰袋夹子等）	5
		将冰块放入帆布袋内，用木槌敲成核桃大小，放入盆中，用冷水冲去棱角	8
		用勺子将冰块装入冰袋 1/2～2/3 满，排气，夹紧袋口，擦干水迹	5
		检查无漏水后，装入布套	5
		核对，解释，了解病情【开始计时】	3
操作过程	35	将冰袋置于所需部位	8
		根据不同目的，把握冰袋使用时间	8
		冰袋内冰块融化后，及时更换	5
		随时观察患者反应，防止冻伤	6
		用毕，撤掉冰袋协助患者取舒适体位	5
		再次核对，整理床单位，离开病室【计时结束】	3

项　目	分值	操　作　要　点	标准分
操作后处理	18	回治疗室处理用物(正确处理使用后的冰袋)	8
		洗手、脱口罩,记录使用部位、效果、患者反应	5
		测量并记录降温后体温	5
效果评价	8	操作熟练,动作轻稳,患者舒适	5
		操作时间≤6 min,每超过30 s扣1分	3
素养评价	6	向患者解释语言柔和恰当,态度和蔼可亲	2
		指导患者配合有效,询问患者感受,关心患者	2
		合理运用体现人文关怀的非语言沟通技巧	2
总分	100		100

表 7-2　乙醇擦浴评分标准

项　目	分值	操　作　要　点	标准分
仪容仪表	5	服装、鞋帽整洁	1
		仪表大方,举止端庄	2
		语言柔和恰当,态度和蔼可亲	2
操作准备	13	洗手、戴口罩,准备用物	5
		核对,解释,了解病情【开始计时】	3
		环境准备:调室温,关门窗,拉围帘或屏风	5
操作过程	51	按需给予便器	2
		冰袋置于头部,热水袋置于足底	5
		浴巾铺于擦拭部位下方	3
		将小毛巾浸入乙醇拧至半干,缠于手上呈手套形,以离心方向边擦边按摩,擦拭完毕,用浴巾擦干皮肤	15
		擦拭顺序正确(双上肢至腰背部至双下肢),并依次为患者更换干净衣裤	10
		大血管经过的浅表处应多擦拭片刻,擦拭全程应控制在20 min以内	5
		擦拭过程中注意观察患者病情变化	5
		擦拭完毕,取下热水袋协助患者取舒适卧位	3
		整理床单位,拉开围帘或屏风【计时结束】	3

项　目	分值	操　作　要　点	标准分
操作后处理	15	用快速手消毒剂洗手,再次核对,回治疗室处理用物	5
		洗手、脱口罩,记录擦拭时间、患者反应	5
		擦拭 30 min 后,复测体温。若体温降至38℃以下,应取下头部冰袋	5
效果评价	10	操作熟练,动作轻稳,患者舒适	5
		操作时间≤6 min,每超过 30 s 扣 1 分(10 min 停止操作)	3
		爱伤观念强,无皮肤、关节损伤发生	2
素养评价	6	向患者解释语言柔和恰当,态度和蔼可亲	2
		指导患者配合有效,询问患者感受,关心患者	2
		合理运用体现人文关怀的非语言沟通技巧	2
总分	100		100

常见问题的预防与处理

（一）局部冻伤

1. 预防

（1）正确评估患者意识、感觉、血液循环功能及皮肤情况,掌握好物理降温的禁忌证。

（2）物理降温的时间不宜过长。

（3）正确选择用冷部位,应避开禁忌部位。

（4）对冷敷的患者加强巡视,及时复测体温,若患者出现皮肤苍白、青紫、感觉麻木应立刻停止冷敷。

2. 处理

（1）疑似冻伤立刻停止冷敷。

（2）如有肤色青紫、感觉麻木等静脉血淤积症状,予以局部保暖。

（3）重者按照冻伤程度遵医嘱对症治疗。

（二）局部压力性损伤

1. 预防

（1）避免将冰块冰袋压在患者身下,可将冰袋吊起,使冰袋底部接触受冷部位,以减轻压力。

（2）应用冰块冰袋时,应选择无棱角的冰块。降温过程中,随时检查冰块融化情况。

（3）缩短冰敷时间,经常更换冰敷部位。

2. 处理

（1）发现压力性损伤后,立刻停止冰敷,解除压力性损伤危险因素。

（2）重症按照压力性损伤分级对症治疗。

（三）全身反应

1. 预防

（1）对于感染性休克、末梢循环不良患者,禁用物理降温。

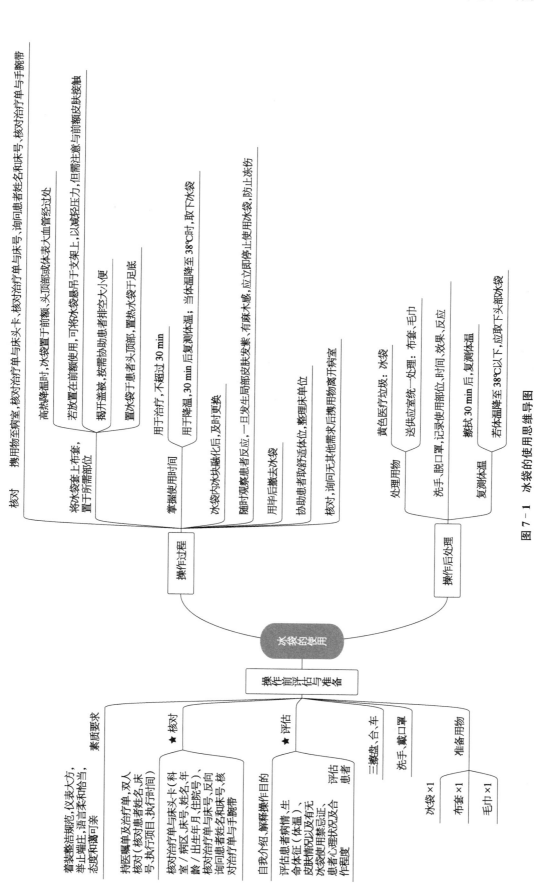

图 7-1　冰袋的使用思维导图

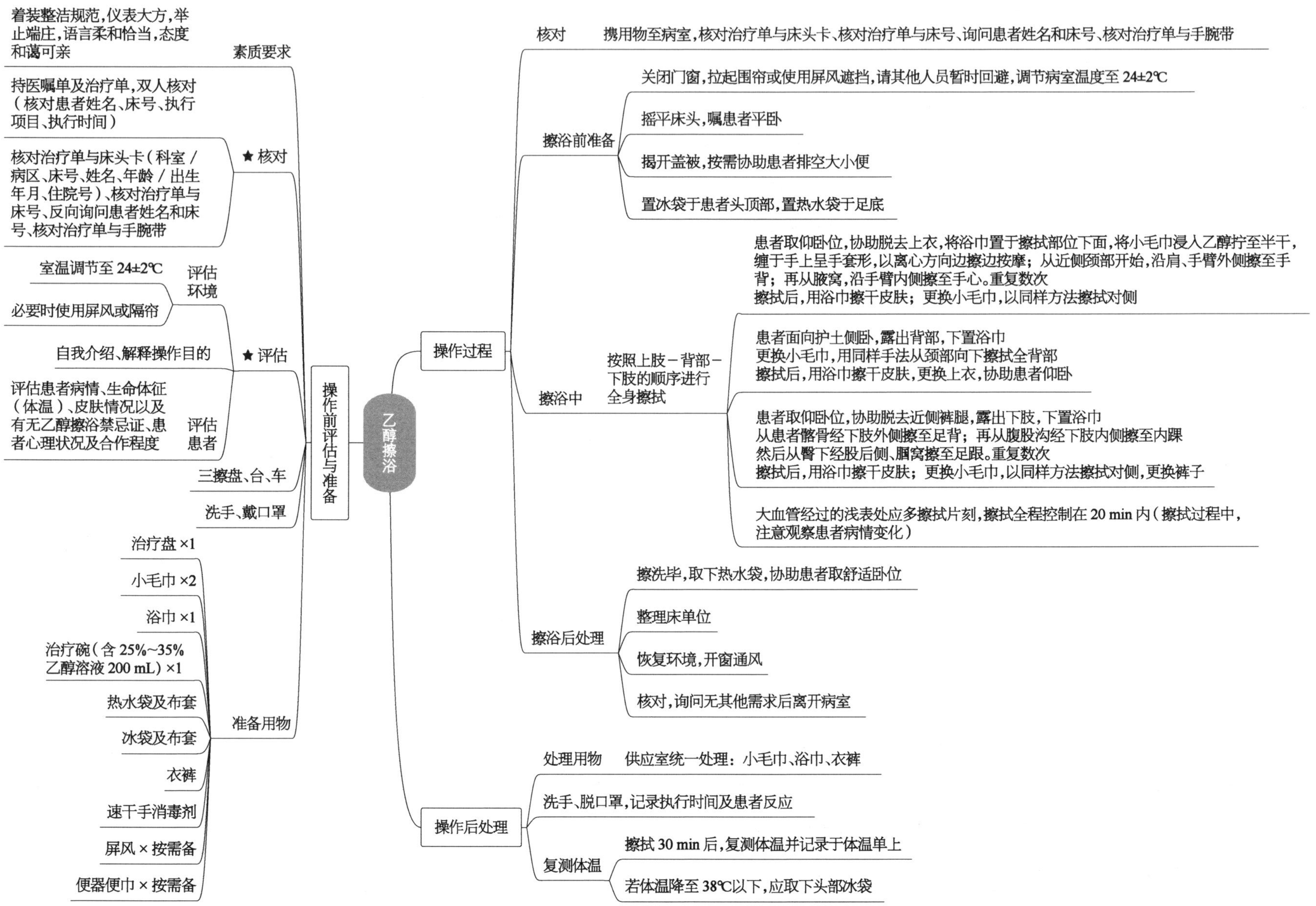

图 7-2 乙醇擦浴思维导图

素质要求
着装整洁规范，仪表大方，举止端正，语言柔和恰当，态度和蔼可亲

★核对
持医嘱单及治疗单，双人核对（核对患者姓名、床号，执行项目、执行时间）

核对治疗单与床头卡（科室/病区，床号，姓名，年龄/出生年月，住院号），反向询问患者姓名和床号，核对治疗单与手腕带

评估环境
室温调节至 24±2℃
必要时使用屏风或隔帘

★评估
自我介绍，解释操作目的

评估患者
评估患者病情，生命体征（体温），皮肤情况以及有无乙醇擦浴禁忌证，患者心理状况及配合程度

准备用物
三擦盘、合、车
洗手、戴口罩
治疗盘 ×1
小毛巾 ×2
浴巾 ×1
治疗碗（含 25%~35% 乙醇溶液 200 mL）×1
热水袋及布套
冰袋及布套
衣裤
速干手消毒剂
屏风 × 按需备
便器巾 × 按需备

操作前评估与准备

乙醇擦浴

操作过程

核对
携用物至病室，核对治疗单与床头卡，核对治疗单与手腕带，询问患者姓名和床号，核对治疗单与手腕带

关闭门窗，拉起围帘或使用屏风遮挡，请其他人员暂时回避，调节病室温度至 24±2℃

擦浴前准备
摇平床头，嘱患者平卧
揭开盖被，按需协助患者排空大小便
置水袋于患者头顶部，置热水袋于足底

擦浴中
按照上肢-背部-下肢的顺序进行全身擦拭

患者取仰卧位，协助脱去上衣，将浴巾置于擦拭部位下面，将小毛巾浸入乙醇拧至半干，缠于手上呈手套形，以离心方向边擦边按摩；从近侧颈部开始，沿肩、手臂外侧擦至手背；再从腋窝，沿手臂内侧擦至手心。重复数次，擦拭后，用浴巾擦干皮肤；更换小毛巾，以同样方法擦拭对侧

患者面向护士侧卧，用同样手法从颈部向下擦拭全背部擦拭后，用浴巾擦干皮肤，更换上衣，协助患者仰卧

患者取仰卧位，协助脱去近侧裤腿，露出下肢，下置浴巾从患者髋部经下肢外侧擦至足背；再从腹股沟经下肢内侧擦至内踝然后从臀下经大腿下经腘窝擦至足跟；膝窝擦至足跟，腘窝擦至足跟，用浴巾擦干皮肤；更换小毛巾，以同样方法擦拭对侧，更换裤子

大血管经过的浅表处应多擦拭片刻，擦拭全程控制在 20 min 内（擦拭过程中，注意观察患者病情变化）

擦浴后处理
擦洗毕，取下热水袋，协助患者取舒适卧位
整理床单位
恢复环境，开窗通风
核对，询问无其他需求后离开病室

操作后处理

处理用物
供应室统一处理：小毛巾、浴巾、衣裤
洗手、脱口罩，记录执行时间及患者反应
复测体温
擦拭 30 min 后，复测体温并记录于体温单上
若体温降至 38℃以下，应取下头部冰袋

（2）避免降温温度过低，持续时间过长。

（3）密切观察并询问患者反应，尤其是老年体弱患者及婴幼儿。

2. 处理

（1）出现全身反应，立即停止操作，予以保暖等处理。

（2）重者遵医嘱对症治疗。

实操后反思

（1）用冷的禁忌部位有哪些？为什么？

（2）用冷的常用部位有哪些？

（3）患者发生局部冻伤的表现有哪些？

第二节·热 疗 技 术

热疗技术（thermal therapy）是指通过高于人体温度的物质作用于体表皮肤，达到促进局部和全身血管扩张，促进血液循环，减轻深部组织充血，促进炎症消散与局限，减轻疼痛，利于创面愈合，提高患者舒适度的一种治疗技术。包括热水袋的使用、烤灯的使用、湿热敷、坐浴等，本节将主要重点阐述热水袋的使用。

学习目标

（一）识记

（1）能正确说出热疗的禁忌证和禁忌部位。

（2）能正确说出热水袋的水温。

（3）能正确说出哪些患者对热水袋水温有特殊要求。

（二）理解

（1）能用自己的语言解释热疗的常见问题及预防和护理方法。

（2）能用实例解释热水袋对机体体温调节作用。

（3）能根据患者情况分析影响热疗的因素。

（三）运用

（1）正确完成热水袋的使用，做到态度认真、方法正确、操作规范、步骤有序、过程完整、测量值准确，并体现对患者的关心。

（2）能及时排除热水袋使用中的安全隐患。

操作过程

（一）用物准备

① 热水袋，1 个；　　　② 热水，1 壶；　　　③ 水温计，1 支；

④ 干毛巾，1 条；　　　⑤ 布套，1 个。

（二）操作流程

详见思维导图 7 - 3。

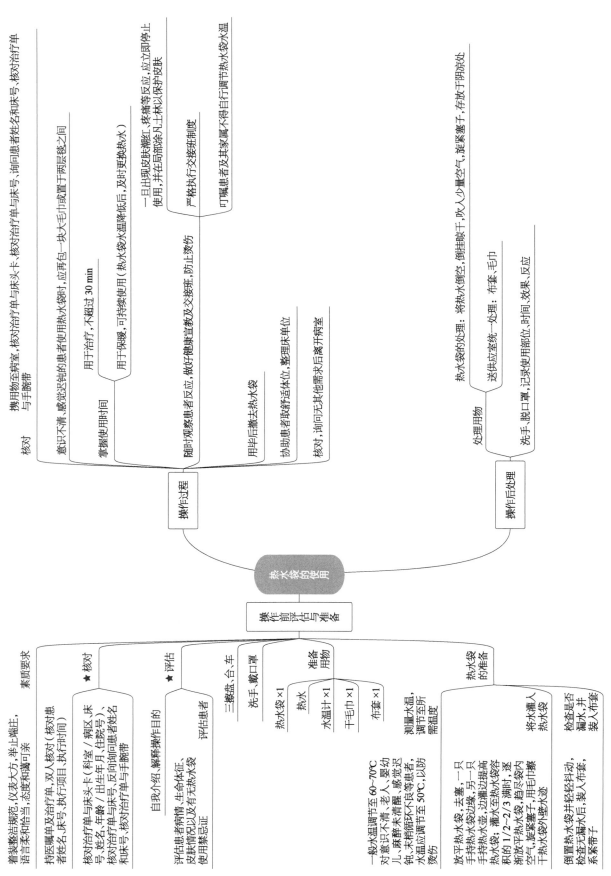

图 7 - 3　热水袋的使用思维导图

（三）注意事项

（1）根据患者病情选择合适的热疗技术。掌握热疗的禁忌证，急腹症未明确诊断前、面部危险三角区的感染者、脏器出血者、软组织损伤或扭伤初期、金属移植物部位禁止使用；感觉功能损伤、意识不清者慎用。

（2）严格设置热疗温度，保持严谨科学的工作态度。热疗过程中，也需注意观察温度变化，以达到治疗效果、防止烫伤。

（3）根据目的不同，掌握热疗使用时间。如使用热水袋进行治疗时，一般不超过 30 min。若使用热水袋进行保暖，可持续使用。

（4）热疗过程中加强巡视，尤其要关注意识不清、感觉迟钝的患者。注意观察局部皮肤变化，若出现疼痛、皮肤潮红等反应，应立刻停止使用。

（5）严格执行交班制度，必要时床边交班，并对患者及家属进行相关健康教育，勿要自行调节热疗温度。

（四）操作评分标准

详见表 7 - 3。

表 7 - 3 热水袋的使用评分标准

项 目	分值	操 作 要 点	标准分
仪容仪表	5	服装、鞋帽整洁	1
		仪表大方，举止端庄	2
		语言柔和恰当，态度和蔼可亲	2
操作准备	30	洗手、戴口罩	2
		准备并检查用物	5
		调节并测量合适水温	5
		灌热水至热水袋容积的 1/2～2/3 满	8
		检查无漏水后，装入布套，系紧带子	5
		核对，解释，了解病情【开始计时】	5
操作过程	38	将热水袋置于所需部位	8
		根据不同目的，把握热水袋使用时间	8
		热水袋水温降低后，及时更换热水	6
		随时观察患者反应，做好健康宣教及交接班，防止烫伤	8
		用毕，撤掉热水袋协助患者取舒适体位	5
		再次核对，整理床单位，离开病室【计时结束】	3
操作后处理	13	回治疗室处理用物（正确处理使用后的热水袋）	8
		洗手、脱口罩，记录使用部位、效果、患者反应	5

项　目	分值	操　作　要　点	标准分
效果评价	8	操作熟练,动作轻稳,患者舒适	5
		操作时间≤6 min,每超过30 s扣1分	3
素养评价	6	向患者解释语言柔和恰当,态度和蔼可亲	2
		指导患者配合有效,询问患者感受,关心患者	2
		合理运用体现人文关怀的非语言沟通技巧	2
总分	100		100

常见问题的预防与处理

烫伤

1. 预防

(1) 严格把控热疗温度。如使用热水袋时,热水袋水温一般调节至60~70℃,对意识不清、老人、婴幼儿、麻醉未清醒、感觉迟钝、末梢循环障碍等患者,水温应调节至50℃,以防烫伤,使用时在布套外再包裹一层毛巾。

(2) 热疗过程中,加强巡视,密切观察热疗部位皮肤及感觉情况,并询问患者感受。

(3) 使用热水袋时,不可直接接触患者皮肤,需用毛毯、毛巾或布套包裹后再接触患者。

2. 处理

(1) 皮肤发红者,立即停止热敷,可在局部涂抹凡士林以保护皮肤。

(2) 严重者按照烫伤等级程度不同遵医嘱对症处理。

实操后反思

(1) 热疗的禁忌证有哪些? 为什么?

(2) 热疗所致烫伤的临床表现是什么?

(3) 哪些患者对热水袋水温有特殊要求?

(4) 热水袋的水温是多少?

第八章

排 泄 技 术

第一节 · 大量不保留灌肠

灌肠术(enema)指将一定量的溶液通过肛管由肛门经直肠灌入结肠的技术,以帮助患者清洁肠道、排便、排气或由肠道供给药物,达到确定诊断和治疗的目的。灌肠可分为保留灌肠和不保留灌肠。不保留灌肠分为大量不保留灌肠(large volume non-retention enema)、小量不保留灌肠(small volume non-retention enema)和清洁灌肠(cleaning enema)。

学习目标 ●

(一)识记

(1)能正确阐述粪便观察的主要内容。

(2)能正确描述不同情况灌肠溶液的选择与配制方法。

(3)能正确描述灌肠过程中溶液流入不畅原因及处置方法。

(二)理解

(1)能用自己的语言解释不同灌肠术特点,如何选择灌肠溶液以及各自操作方法的要点。

(2)能分析不同流速灌肠液对患者肠道造成的压力及其影响。

(三)运用

(1)能为患者实施大量不保留灌肠术,做到方法正确、动作规范、步骤有序、过程完整,体现对患者的人文关怀。

(2)能在灌肠溶液流入受阻时给予正确处置。

(3)能正确指导患者进行排便功能训练。

操作过程 ●

(一)用物准备

① 灌肠筒包(内含肛管、引流管、止血钳、纱布),1个;　② 防水垫巾,1块;

③ 手套,1副;　④ 弯盘,1个;　⑤ 水温计,1根;

⑥ 灌肠溶液,按医嘱备制;　⑦ 便盆和便巾,1套;　⑧ 石蜡油,1瓶。

(二)操作流程

详见思维导图8-1。

图 8-1 大量不保留灌肠思维导图

中心：大量不保留灌肠术

操作前评估与准备

素质要求：着装整洁规范，指甲平齐，以表大方，举止端正，语言柔和恰当，态度和蔼可亲

★核对
- 持医嘱单及治疗单，双人核对（核对患者姓名、床号，执行项目、执行时间）
- 核对治疗单与床头卡（科室/病区、床号、姓名、年龄/出生年月，住院号），核对治疗单与床号，反向询问患者姓名和床号，核对治疗单与手腕带

★评估
- 自我介绍，解释操作目的
- 关门窗，拉床帘，请异性家属回避→协助患者取左侧卧位，脱下裤子观察患者肛周及周围皮肤黏膜有无红肿、破损，询问患者有无便意等→询问患者排便情况（色、质、量、气味、频率）→询问患者是否有灌肠禁忌证（妊娠、急腹症、消化道出血、严重心血管疾病）以及肛门疾病→嘱患者排尿，协助患者穿上裤子，取舒适体位，整理床单位
- 评估患者

洗手、戴口罩

检查用物
- 三擦盘、台、车，四角紧
- 灌肠包：3条3M指示带已变色，内容物充足扎充实，无潮湿无破损，在有效期内
- 石蜡油：灌肠用石蜡油，无污渍无血迹
- 弯盘：清洁干燥，内容物充足
- 水温计：刻度清晰，玻璃柱无破损，水银柱无断层
- 一次性垫巾：清洁干燥无污渍无血迹
- **★灌肠液配置**：将灌肠包打开，用卵圆钳取出导管、连接灌肠桶与导管，导管倒出灌肠桶处可插在桶边洞中，夹闭导管（与灌肠桶连接的那一头）→倒入39～41℃的灌肠溶液

操作过程

核对：携物品至病室，核对治疗单与床头卡，核对治疗目的，询问患者姓名和床号，核对治疗单与床号，核对治疗单与手腕带，再次向患者解释灌肠操作目的（注意保护患者隐私，消除患者紧张焦虑等情绪）

环境准备：关门窗，拉床帘，请异性家属回避→站于患者右侧，拉起对侧床挡，松开患者裤裆，褪裤子至膝部，臀部移至床沿

★挂袋：将灌肠筒挂于输液架上，筒内液体高于肛门40～60 cm（伤寒患者灌肠筒内液面不得高于肛门30 cm，液体量不得超过500 mL）

辅巾：取出垫巾铺在患者臀下，暴露肛门，弯盘置于患者臀部劳边，只暴露臀部，盖好盖被，患者可取仰卧位或臀下垫便器

润滑&排气：取弯盘置于患者臀部旁边，取卫生纸于垫巾上→戴手套，取纱布沾取石蜡油润滑肛管前端（纱布包裹肛管头部）→连接导管与肛管，打开卵圆钳，排尽肛管内气体，见液体流出关闭卵圆钳

★分臀插管：左手垫纱布分开臀部暴露肛门口，嘱患者张口深慢呼吸，右手持肛管经轻轻插入直肠（成人7～10 cm，小儿4～7 cm）左手固定肛管，打开卵圆钳开放导管使液体缓缓流入

★灌液观察：观察筒内液面下降和患者的反应，若液体流入受阻，可前后旋转或移动肛管或挤压肛管，查看导管是否各被折叠；如果患者感到腹胀或有便意，可告知患者是正常感觉，嘱患者张口深慢呼吸，放松腹部当液体达到肛管时适当减慢灌肠的高度，减慢流速或关闭止水阀暂停灌肠30 s，再继续慢慢进行灌肠（注意与患者及时沟通）

患者出现面色苍白，出冷汗，剧烈腹痛，心慌气急，脉速，应立即停止灌肠，与医生联系给予处理

夹管拔管：剩余少量灌肠液时，夹闭卵圆钳，左手持纱布抵住肛门，右手将纱布经轻轻拔出肛管，用纱布包裹便器放入弯盘内

撤管装管：撤净肛门，嘱患者平卧，忍耐5～10 min后再解便，不能下床者给予便器，将卫生纸、呼叫器置于易取处（降阻灌肠保留30 min）

排便处理：女性患者应盖一张卫生纸于会阴部以防液体流入导尿利肛被敷排；排便后及时处理便器，清洁肛门，协助患者穿裤，取舒适卧位，整理床单位
- 观察大便性状，必要时留取标本送检
- 洗手，打开门窗
- 洗手、健康教育：嘱患者不要剧烈活动，询问观察患者反应
- 再次核对，询问其他需求离开病室
- 拉开床帘，打开门窗

灌肠后处理

操作后处理

★用物处理
- 黄色医疗废物：纱布、清洁手套、卫生纸、防水垫巾
- 高压蒸气灭菌：灌肠筒、引流管、包布
- 浸泡消毒
- 肛管

洗手，脱口罩，记录（搭配种类，保留时间，排出粪便的次数和量，颜色和性状，病人反应及腹部解除情况等）

（三）注意事项

（1）妊娠、急腹症、消化道出血、严重心血管疾病等患者禁忌灌肠；直肠、结肠和肛门等手术后及大便失禁的患者不宜灌肠。

（2）伤寒患者灌肠时液体量不超过 500 mL，液面不高于肛门 30 cm。

（3）肝性脑病患者禁用肥皂水灌肠；充血性心力衰竭和水钠潴留患者禁用 0.9％氯化钠溶液灌肠。

（4）成人每次用量为 500～1 000 mL，小儿 200～500 mL。溶液温度一般为 39～41℃，降温时用 28～32℃，中暑患者用 4℃生理盐水溶液。

（5）灌肠过程中发现患者脉搏细速、面色苍白、出冷汗、主诉剧烈腹痛、心慌等，应立即停止灌肠，并报告医生。

（6）保留灌肠时，肛管宜细，插入宜深，速度宜慢，量宜少，防止气体进入肠道。

（7）无法下床解便的患者，应协助患者脱裤，能配合的患者，嘱其抬起背部，屈膝，双脚向下蹬在床上，同时抬起臀部，护士一手抬起患者臀部，另一手将便盆置于臀下。若患者不能配合，应先将患者转向一侧，把便盆对着患者臀部，护士一手紧按便盆，另一手帮助患者向回转身至便盆上。

（8）解便完毕，放平床头，嘱患者双脚蹬床，抬起臀部，擦净、取出便盆。协助患者穿裤，整理病床。观察排泄物性状、颜色、量及异常情况，留取标本送检，做好记录。

（9）及时倒掉排泄物，用冷水洗净便器，放回原处，协助患者洗手，开窗通风。

（四）操作评分标准

详见表 8-1。

表 8-1　大量不保留灌肠评分标准

项　目	分值	操　作　要　点	标准分
仪容仪表	5	服装、鞋帽整洁	1
		头发整洁，指甲平齐	2
		仪表大方，举止端庄	2
评估	10	双人核对医嘱单、治疗单	2
		床旁核对患者信息，解释操作目的及过程，取得合作	3
		评估患者病情、肛周皮肤黏膜情况及合作程度，洗手	5
操作前准备	15	擦拭盘、台、车	2
		洗手、戴口罩	3
		备齐用物，检查呈备用状态【计时开始】	5
		遵医嘱配制灌肠液（浓度、温度、量）	5
插管灌液	50	床旁再次核对患者，解释，围帘遮挡	5
		协助患者摆好体位，暴露臀部	5
		灌肠筒悬挂高度适宜	5

项　目	分值	操　作　要　点	标准分
插管灌液	50	润滑肛管前端,插入深度适宜	10
		溶液灌注速度适宜,患者无不适	10
		观察液面及患者反应,询问患者感受	10
		灌肠结束,夹管手法正确,清洁肛门【计时结束】	5
操作后处理	10	协助舒适体位,整理床单位,告知注意事项,洗手	4
		正确分类处理用物	2
		洗手、脱口罩	2
		记录(排便次数、量、性状、患者反应)	2
效果评价	5	动作轻柔稳重,尊重患者,保护隐私	1
		操作时间≤8 min,每超过 30 s 扣 1 分	2
		查对严格,清洁污染概念清晰	2
素养评价	5	向患者解释,语言柔和恰当,态度和蔼可亲	2
		指导患者配合有效,询问患者感受,关心患者	2
		合理运用体现人文关怀的非语言沟通技巧	1
总分	100		100

常见问题的预防与处理 ●

(一)肠道痉挛或出血

1. 预防

(1)正确选用灌肠溶液,温度适当(39～41℃)。

(2)观察患者生命体征及关注患者主诉。

(3)肛管插入轻柔,插入 7～10 cm,勿插入过深。

2. 处理

(1)及时报告医生。

(2)如发生脉速、面色苍白、出冷汗、剧烈腹痛、心慌气急时,应立即停止灌肠。

(3)发生肠道出血应根据病情应用相应的止血药物或局部治疗。

(二)腹压升高

1. 预防

(1)密切观察病情变化。

(2)转移患者注意力。

(3)注意灌肠液流入速度。

（4）成人每次灌肠用量为 500～1 000 mL。

2. 处理

（1）灌肠中途患者如有腹胀或便意时，嘱其深呼吸并放松腹部肌肉。

（2）降低灌肠筒的高度或适度夹闭灌肠管路，以减慢流速或暂停片刻。

（三）肠黏膜损伤、肠穿孔、肠破裂

1. 预防

（1）选择质地适中，大小、粗细适宜的肛管。

（2）掌握好灌肠溶液的量、温度、浓度、流速和压力。

（3）动作要轻柔，如插入受阻，可退出少许旋转后再缓缓插入。

2. 处理

（1）立即停止灌肠。

（2）保护受损黏膜。

（3）若发生肠穿孔、肠破裂，应立即报告医生请外科手术治疗。

（四）水中毒、电解质紊乱

1. 预防

（1）全面评估患者身心状况，尤其是患有心、肾疾病患者、老年患者及儿童患者。

（2）清洁灌肠前，对患者进行饮食相关健康教育。

（3）禁止仅选用一种液体，如清水或盐水，反复多次进行清洁灌肠。

（4）灌肠时，可采用膝胸体位，便于吸收灌肠液，以减少灌肠次数。

2. 处理

（1）腹泻不止者可遵医嘱使用止泻剂、口服补液或静脉输液补液。

（2）低钾、低钠血症者可予口服或静脉补充。

（3）监测患者尿量、尿比重。

（五）虚脱

1. 预防

（1）灌肠液温度不可过低或过高，一般稍高于体温，39～41℃（高热患者灌肠降温除外）。

（2）应依据患者身体状况和耐受力调节合适的灌肠速度。

2. 处理

（1）停止灌肠。

（2）使患者平卧休息。

（六）肠道感染

1. 预防

（1）灌肠溶液和肛管，不可重复使用和交叉使用。

（2）尽量避免多次、重复插管，大便失禁患者给予肛门及会阴部的护理。

（3）将 20% 甘露醇与庆大霉素、甲硝唑联合应用于肠道清洁的准备，可避免清洁灌肠中反复多次插管导致的交叉感染。

2. 处理

（1）根据大便化验结果和病原体情况，遵医嘱使用抗生素。

（2）加强感染症状观察与评估，做好用药护理。

实操后反思 ●━━━

（1）灌肠过程中，若患者出现剧烈腹痛、出冷汗、面色苍白、心慌气急等突发状况，该如何处理？

（2）有哪些原因会导致灌肠液流速不畅？该如何处理？

（3）灌肠后患者的粪便有哪些观察要点？

第二节·留置导尿术

留置导尿术（retention catheterization）是在导尿后，将导尿管保留在膀胱内持续引流尿液的方法。可保持尿管引流通畅，防止泌尿系统感染；训练膀胱反射功能，促进膀胱功能恢复；使患者清洁、舒适。

学习目标 ●━━━

（一）识记

（1）能正确阐述尿液观察的主要内容。

（2）能准确说出影响排尿的因素。

（3）能正确阐述中段尿标本采集的注意要点。

（二）理解

（1）能用自己的语言解释导尿管留置术中的无菌技术要求。

（2）能根据男女尿道的解剖特点，比较男、女患者导尿术的异同点。

（三）运用

（1）能为患者实施导尿管留置术，做到严格执行无菌操作、方法正确、动作规范、步骤有序、过程完整，体现对患者的人文关怀。

（2）能为导尿管留置术患者制定预防尿路逆行感染的护理计划。

操作过程 ●━━━

（一）用物准备

① 防水垫巾，1块；　② 弯盘，2个；　③ 干棉球，数个；

④ 纱布，2块；　⑤ 碘伏，1瓶；　⑥ 无菌手套，1副；

⑦ 别针，1个；　⑧ 橡皮筋，1个；　⑨ 便盆及便盆巾，1套；

⑩ 浴巾，1条；　⑪ 止血钳，1把；　⑫ 清洁手套，1副；

⑬ 针筒，1个；　⑭ 无菌导尿包，1个；

无菌导尿包内置再次消毒及导尿用物有：

● 气囊导尿管，1个；　● 小药杯，1个；　● 镊子，1把；

● 止血钳，2把；　● 标本瓶，1个；　● 纱布，2块；

● 针筒，1个；　● 弯盘，1个；　● 洞巾，1块；

● 集尿袋，1个；　● 润滑油棉球，1个；　● 干棉球，数个；

● 外包治疗巾，1块。

（二）操作流程

详见思维导图 8－2、8－3（见第 97、98 页）。

（三）注意事项

（1）在导尿时注意保护患者隐私，严格执行无菌技术操作原则。

（2）避免损伤：选择型号合适导尿管；动作轻柔；对膀胱高度膨胀且极度虚弱的患者，第一次放尿不得超过 1 000 mL。

（3）留置导尿时，为防止泌尿系统逆行感染，应保持尿道口清洁、注意集尿袋及尿管更换。

（4）留置导尿时，鼓励患者多饮水，达到自然冲洗尿路的目的。

（5）留置导尿时，注意患者的主诉并观察尿液情况，发现异常及时处理。

（四）操作评分标准

详见表 8－2。

表 8－2 导尿管留置术评分标准

项 目	分值	操 作 要 点	标准分
仪容仪表	5	服装、鞋帽整洁	1
		头发整洁，指甲平齐	2
		仪表大方，举止端庄	2
评估	10	双人核对医嘱、治疗单	2
		核对患者信息，解释，取得配合	3
		评估全身、局部情况，指导自行外阴部清洗，洗手	5
操作前准备	5	擦拭盘、台、车	1
		洗手、戴口罩	1
		备齐用物，检查呈备用状态【计时开始】	3
病员准备	15	再次核对、告知配合要点	3
		环境准备、围帘遮挡	1
		体位正确，臀下垫巾，保暖	2
		外阴部初步消毒手法规范	4
		外阴部初步消毒顺序正确，无遗漏	4
		指导患者配合，洗手	1
置管	40	打开导尿包方法正确，无菌区域符合操作要求	2
		导尿包内物品备齐，检查备用，无遗漏无污染	3
		戴无菌手套方法正确	2
		铺洞巾，消毒方法及顺序正确	5

续　表

项　目	分值	操　作　要　点	标准分
置管	40	润滑导尿管,插入方法、长度正确,无污染[1]	15
		妥善固定尿管和集尿袋,尿液无逆流,粘贴尿管专用标识	5
		撤除物品,协助穿裤,取舒适卧位,整理床单位,恢复环境	3
		再次核对【计时结束】健康教育,洗手	5
拔管	10	备齐用物,洗手、戴口罩	2
		核对解释	2
		戴手套,抽水囊,拔管,脱手套	4
		洗手,健康指导	2
操作后处理	5	观察尿液色、质、量	1
		处理用物(损伤性医疗废弃物避免二次处理)	2
		擦拭盘、台、车,洗手,脱口罩,记录	2
效果评价	5	操作时间≤18 min,每超过30 s扣1分	2
		指导患者掌握防逆流防感染自护方法	1
		查对严格,无菌观念强	2
素养评价	5	严谨细致,严格查对制度,向患者解释,语言柔和恰当,态度和蔼可亲	2
		尊重患者,保护隐私,询问患者感受,有爱伤观念	2
		合理运用体现人文关怀的非语言沟通技巧	1
总分	100		100

注：[1] 选用气囊导尿管,如见尿后插入长度不足5 cm即予注水(气)固定,本次操作判为"不及格"。

常见问题的预防与处理

(一) 感染

1. 预防

(1) 实施导尿术时严格执行无菌操作原则。

(2) 病情允许鼓励患者多饮水,自然冲洗尿路。

(3) 保持引流通畅,避免导尿管受压、扭曲、堵塞。

(4) 避免误入阴道。

(5) 集尿袋不得超过膀胱高度,防止尿液逆流。

(6) 保持外阴部清洁,会阴护理2次/日。

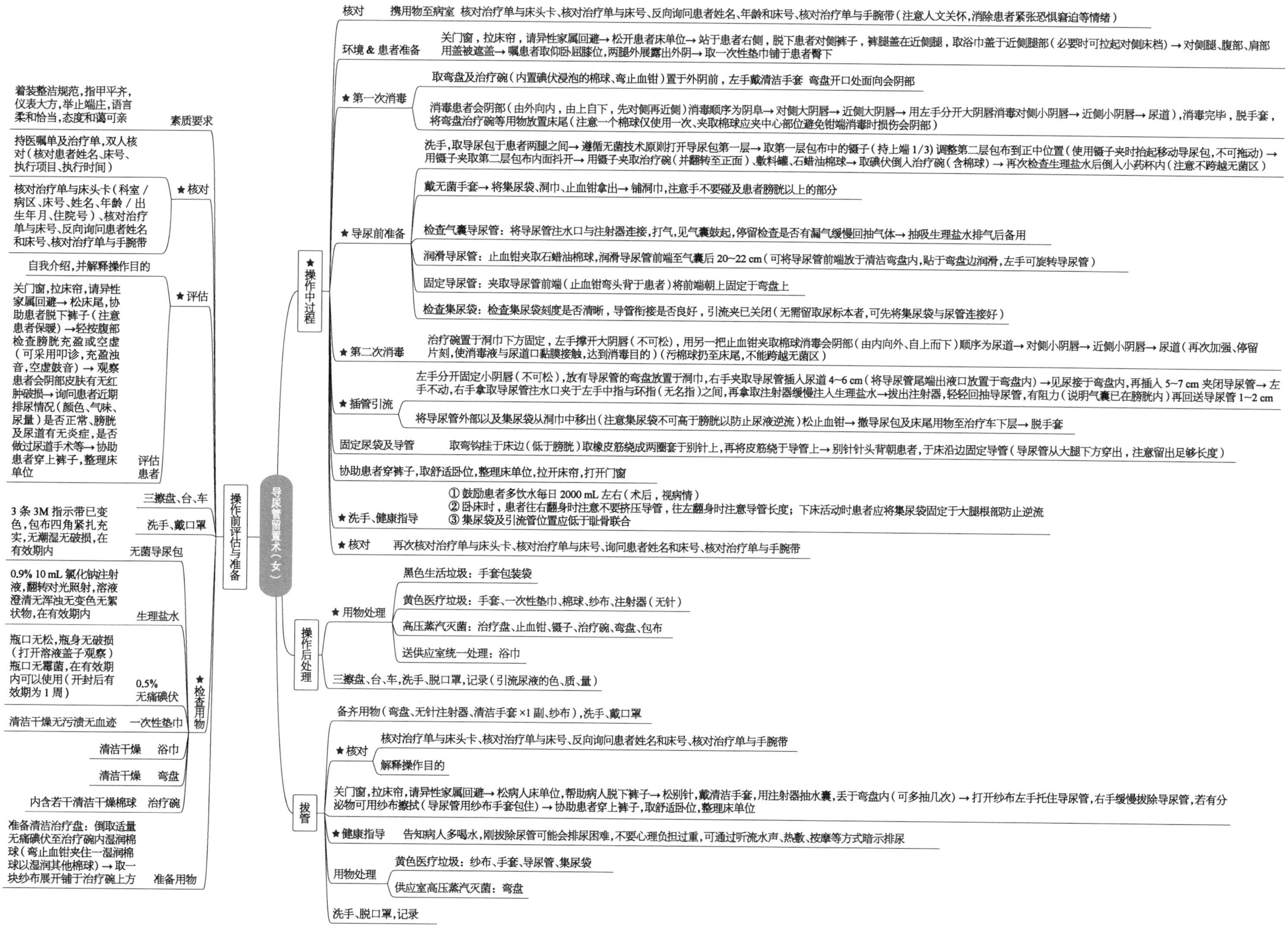

图 8 - 2　导尿管留置术（女）思维导图

导尿管留置术（女）

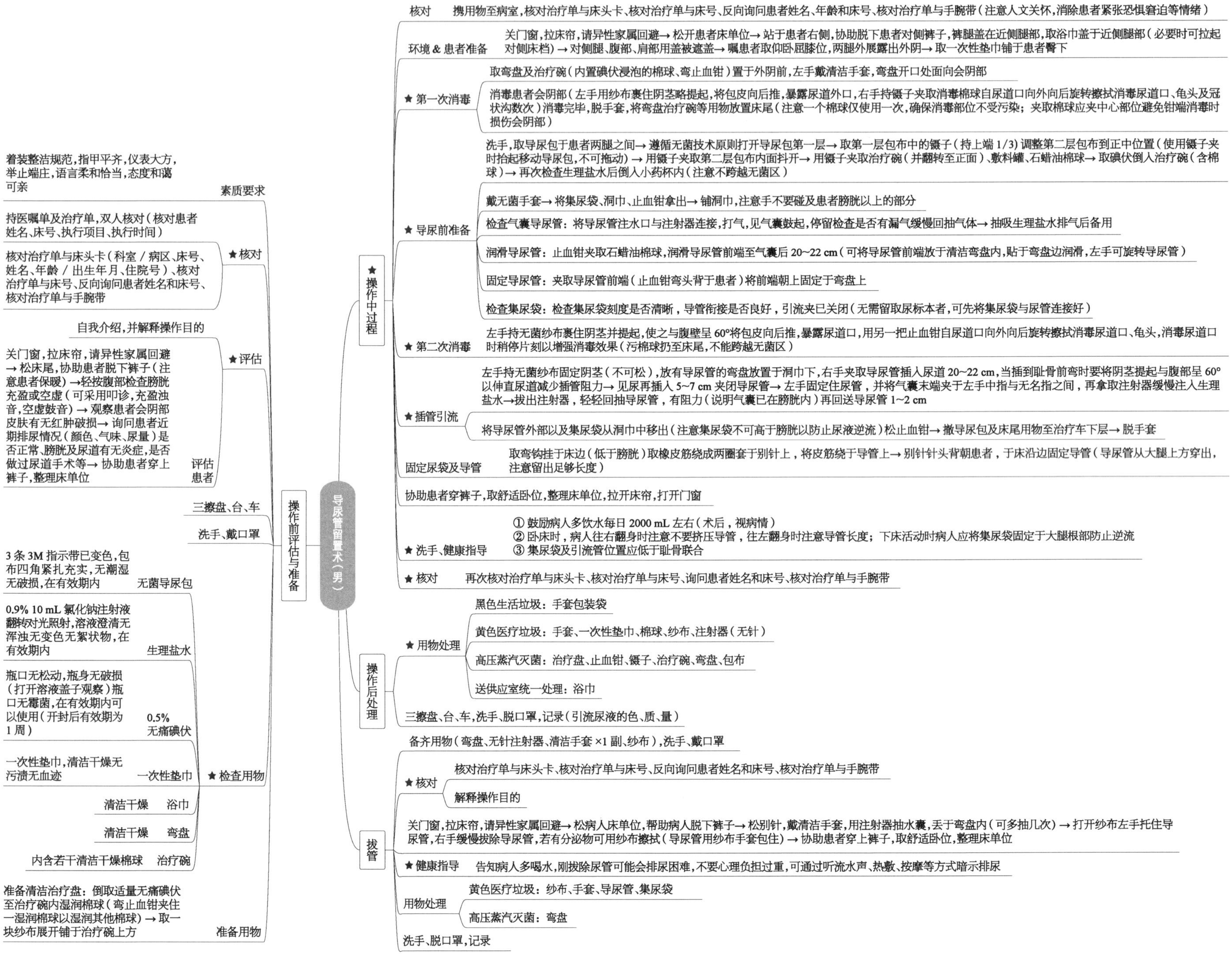
导尿管留置术（男）
操作前评估与准备
素质要求
着装整洁规范，指甲平齐，仪表大方，举止端庄，语言柔和恰当，态度和蔼可亲
★核对
持医嘱单及治疗单，双人核对（核对患者姓名、床号、执行项目、执行时间）
核对治疗单与床头卡（科室／病区、床号、姓名、年龄／出生年月、住院号）、核对治疗单与床号、反向询问患者姓名和床号、核对治疗单与手腕带
★评估
自我介绍，并解释操作目的
评估患者
关门窗，拉床帘，请异性家属回避→松床尾，协助患者脱下裤子（注意患者保暖）→轻按腹部检查膀胱充盈或空虚（可采用叩诊，充盈浊音，空虚鼓音）→观察患者会阴部皮肤有无红肿破损→询问患者近期排尿情况（颜色、气味、尿量）是否正常、膀胱及尿道有无炎症，是否做过尿道手术等→协助患者穿上裤子，整理床单位
三擦盘、台、车
洗手、戴口罩
★检查用物
无菌导尿包
3条3M指示带已变色，包布四角紧扎充实，无潮湿无破损，在有效期内
生理盐水
0.9% 10 mL 氯化钠注射液翻转对光照射，溶液澄清无浑浊无变色无絮状物，在有效期内
0.5% 无痛碘伏
瓶口无松动，瓶身无破损（打开溶液盖子观察）瓶口无霉菌，在有效期内可以使用（开封后有效期为1周）
一次性垫巾
一次性垫巾，清洁干燥无污渍无血迹
浴巾
清洁干燥
弯盘
清洁干燥
治疗碗
内含若干清洁干燥棉球
准备用物
准备清洁治疗盘：倒取适量无痛碘伏至治疗碗内湿润棉球（弯止血钳夹住一湿润棉球以湿润其他棉球）→取一块纱布展开铺于治疗碗上方
★操作中过程
核对
携用物至病室，核对治疗单与床头卡、核对治疗单与床号、反向询问患者姓名、年龄和床号、核对治疗单与手腕带（注意人文关怀，消除患者紧张恐惧窘迫等情绪）
环境 & 患者准备
关门窗，拉床帘，请异性家属回避→松开患者床单位→站于患者右侧，协助脱下患者对侧裤子，裤腿盖在近侧腿部，取浴巾盖于近侧腿部（必要时可拉起对侧床档）→对侧腿、腹部、肩部用盖被遮盖→嘱患者取仰卧屈膝位，两腿外展露出外阴→取一次性垫巾铺于患者臀下
★第一次消毒
取弯盘及治疗碗（内置碘伏浸泡的棉球、弯止血钳）置于外阴前，左手戴清洁手套，弯盘开口处面向会阴部
消毒患者会阴部（左手用纱布裹住阴茎略提起，将包皮向后推，暴露尿道外口，右手持镊子夹取消毒棉球自尿道口向外向后旋转擦拭消毒尿道口、龟头及冠状沟数次）消毒完毕，脱手套，将弯盘治疗碗等用物放置床尾（注意一个棉球仅使用一次，确保消毒部位不受污染；夹取棉球应夹中心部位避免钳端消毒时损伤会阴部）
★导尿前准备
洗手，取导尿包于患者两腿之间→遵循无菌技术原则打开导尿包第一层→取第一层包布中的镊子（持上端1/3）调整第二层包布到正中位置（使用镊子夹时抬起移动导尿包，不可拖动）→用镊子夹取第二层包布内面抖开→用镊子夹取治疗碗（并翻转至正面）、敷料罐、石蜡油棉球→取碘伏倒入治疗碗（含棉球）→再次检查生理盐水后倒入小药杯内（注意不跨越无菌区）
戴无菌手套→将集尿袋、洞巾、止血钳拿出→铺洞巾，注意手不要碰及患者膀胱以上的部分
检查气囊导尿管：将导尿管注水口与注射器连接，打气，见气囊鼓起，停留检查是否有漏气缓慢回抽气体→抽吸生理盐水排气后备用
润滑导尿管：止血钳夹取石蜡油棉球，润滑导尿管前端至气囊后 20~22 cm（可将导尿管前端放于清洁弯盘内，贴于弯盘边润滑，左手可旋转导尿管）
固定导尿管：夹取导尿管前端（止血钳弯头背于患者）将前端朝上固定于弯盘上
检查集尿袋：检查集尿袋刻度是否清晰，导管衔接是否良好，引流夹已关闭（无需留取尿标本者，可先将集尿袋与尿管连接好）
★第二次消毒
左手持无菌纱布裹住阴茎并提起，使之与腹壁呈60°将包皮向后推，暴露尿道口，用另一把止血钳自尿道口向外向后旋转擦拭消毒尿道口、龟头，消毒尿道口时稍停片刻以增强消毒效果（污棉球扔至床尾，不能跨越无菌区）
★插管引流
左手持无菌纱布固定阴茎（不可松），放有导尿管的弯盘放置于洞巾下，右手夹取导尿管插入尿道 20~22 cm，当插到耻骨前弯时要将阴茎提起与腹部呈60°以伸直尿道减少插管阻力→见尿再插入 5~7 cm 夹闭导尿管→左手固定住尿管，并将气囊末端夹于左手中指与无名指之间，再拿取注射器缓慢注入生理盐水→拔出注射器，轻轻回抽导尿管，有阻力（说明气囊已在膀胱内）再回送导尿管 1~2 cm
将导尿管外部以及集尿袋从洞巾中移出（注意集尿袋不可高于膀胱以防止尿液逆流）松止血钳→撤导尿包及床尾用物至治疗车下层→脱手套
固定尿袋及导管
取弯钩挂于床边（低于膀胱）取橡皮筋绕成两圈套于别针上，将皮筋绕于导管上→别针针头背朝患者，于床沿边固定导管（导尿管从大腿上方穿出，注意留出足够长度）
协助患者穿裤子，取舒适卧位，整理床单位，拉开床帘，打开门窗
★洗手、健康指导
① 鼓励病人多饮水每日 2000 mL 左右（术后，视病情）
② 卧床时，病人往右翻身时注意不要挤压导管，往左翻身时注意导管长度；下床活动时病人应将集尿袋固定于大腿根部防止逆流
③ 集尿袋及引流管位置应低于耻骨联合
★核对
再次核对治疗单与床头卡、核对治疗单与床号、询问患者姓名和床号、核对治疗单与手腕带
操作后处理
★用物处理
黑色生活垃圾：手套包装袋
黄色医疗垃圾：手套、一次性垫巾、棉球、纱布、注射器（无针）
高压蒸汽灭菌：治疗盘、止血钳、镊子、治疗碗、弯盘、包布
送供应室统一处理：浴巾
三擦盘、台、车，洗手，脱口罩，记录（引流尿液的色、质、量）
拔管
备齐用物（弯盘、无针注射器、清洁手套×1副、纱布），洗手，戴口罩
★核对
核对治疗单与床头卡、核对治疗单与床号、反向询问患者姓名和床号、核对治疗单与手腕带
解释操作目的
关门窗，拉床帘，请异性家属回避→松病人床单位，帮助病人脱下裤子→松别针，戴清洁手套，用注射器抽水囊，丢于弯盘内（可多抽几次）→打开纱布左手托住导尿管，右手缓慢拔除导尿管，若有分泌物可用纱布擦拭（导尿管用纱布手套包住）→协助患者穿上裤子，取舒适卧位，整理床单位
★健康指导
告知病人多喝水，刚拔除尿管可能会排尿困难，不要心理负担过重，可通过听流水声、热敷、按摩等方式暗示排尿
用物处理
黄色医疗垃圾：纱布、手套、导尿管、集尿袋
高压蒸汽灭菌：弯盘
洗手，脱口罩，记录

图 8－3　导尿管留置术（男）思维导图

2. 处理

（1）遵医嘱给予抗菌素治疗。

（2）嘱患者每天摄取足够的水分,使尿量维持在 2 000 mL 以上。

（3）保持尿道口清洁,做好会阴护理。

（二）虚脱及血尿

1. 预防

（1）防止患者膀胱高度膨胀。

（2）实施导尿术时动作轻柔。

（3）密切观察患者脸色、神志等。

（4）导尿后第一次放尿量应<1 000 mL。

2. 处理

（1）适当补充能量。

（2）报告医生,有血尿者积极寻找原因,及时处理。

（三）黏膜及尿道损伤

1. 预防

（1）操作动作要轻柔。

（2）用无菌液体石蜡油润滑导尿管。

（3）选择型号合适的导尿管。

（4）气囊导尿管见尿后至少再插入 5～7 cm。

2. 处理

（1）报告医生,做好患者心理护理。

（2）保护受损黏膜,做好会阴护理。

实操后反思

（1）对膀胱高度膨胀的患者,第一次放尿为什么不得超过 1 000 mL？

（2）为女性患者插尿管时,如导尿管误入阴道,该如何处理？

（3）患者 24 h 尿量少于 400 mL,该如何处理？

（4）需要从哪几方面做好留置尿管患者健康指导？

第九章

注 射 术

第一节·皮下注射术

皮下注射术（hypodermic injection，HD）是将少量药液或生物制品注入皮下组织的技术。用于需在一定时间内产生药效，而不能或不宜口服给药时；也可用于预防接种和局部麻醉用药。

学习目标

（一）识记

（1）能正确阐述皮下注射的外文缩写词。

（2）能正确阐述皮下注射前的评估内容。

（3）能正确阐述皮下注射的定义、目的、常用部位及定位方法。

（二）理解

（1）能举例说明不同理化性质药物的存放要求。

（2）能举例说明不同性能药物使用注意事项。

（三）运用

（1）能用正确手法完成皮下注射术，做到认真负责、关爱患者、沟通有效、遵循注射原则、方法正确、步骤有序、过程完整、注射部位、进针角度、进针深度及剂量正确、无差错。

（2）能正确指导长期自我用药患者进行规范操作。

操作过程

（一）用物准备

① 注射盘，1套；　② 2 mL 注射器，1个；　③ 棉签，1包；

④ 弯盘，1个；　⑤ 药液，按医嘱备；　⑥ 无菌治疗巾，1包；

⑦ 持物钳罐，1套；　⑧ 安尔碘，1瓶。

（二）操作流程

详见思维导图 9-1（见下页）。

（三）注意事项

（1）严格执行查对制度和无菌操作原则。

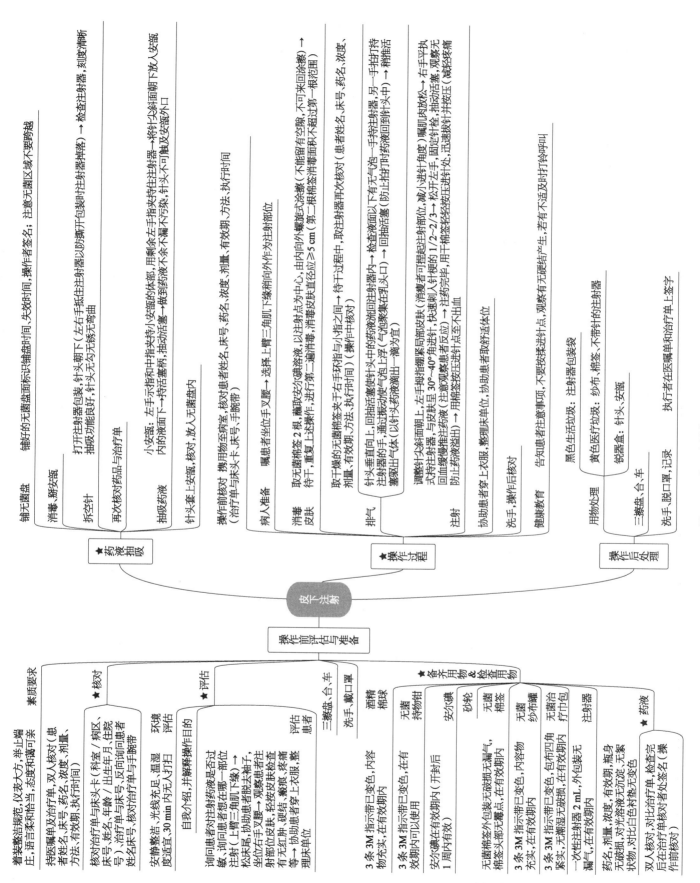

图 9-1 皮下注射术思维导图

（2）刺激性强的药物不宜用皮下注射。

（3）长期皮下注射者，应有计划地经常更换注射部位，防止局部产生硬结。如糖尿病患者胰岛素治疗时可采取多部位皮下轮流注射。

（4）对过于消瘦者，进针不宜超过 45°，以免刺入肌层。护士注射时可捏起局部组织，适当减小进针角度。

（5）注射药少于 1 mL 时，应选择 1 mL 注射器抽吸药液，以保证剂量准确。

（四）操作评分标准

详见表 9－1。

表 9－1　皮下注射术评分标准

项　目	分值	操　作　要　点	标准分
仪容仪表	5	服装、鞋帽整洁	1
		头发整洁，指甲平齐	2
		仪表大方，举止端庄	2
评估	10	核对医嘱单、治疗单	2
		至病房核对患者信息，解释说明目的	3
		评估患者注射部位情况及配合程度，洗手	5
操作前准备	10	擦拭盘、台、车	2
		洗手、戴口罩	3
		备齐用物、药品并检查质量（药品双人核对）	5
操作中	60	【计时开始】铺无菌盘	5
		打开药品无污染，抽药中再核对，抽液手法正确，用量准确，贴标识，放无菌盘备用	5
		至床旁，再次核对，解释	5
		安置注射体位	5
		正确选择注射部位	5
		消毒注射部位皮肤，消毒范围和方法正确	5
		取出注射器，排气（至针尖），不浪费药液，再次核对	5
		绷紧皮肤，快速进针，回抽无回血，缓慢推注，快速拔针，按压	15
		再次核对，安置舒适体位【计时结束】（≤10 min）	5
		询问用药后反应，告知注意事项，洗手	5
操作后处理	5	正确处理用物（损伤性医疗废弃物避免二次处理）	3
		洗手、脱口罩	2

续　表

项　目	分值	操　作　要　点	标准分
效果评价	5	给药途径、方法、剂量准确[1]	2
		操作时间≤10 min，每超过 30 s 扣 1 分	2
		查对严格，无菌观念强	1
素养评价	5	向患者解释，语言柔和恰当，态度和蔼可亲	2
		指导患者配合有效，询问患者感受，尊重关心患者	2
		合理运用体现人文关怀的非语言沟通技巧	1
总分	100		100

注：[1]用错药品、用错剂量或使用失效药，本次操作判为"不及格"。

常见问题的预防与处理

（一）出血

1. 预防

（1）正确选择注射部位，给药前回抽针筒，无回血方可注射，避免误入皮下小血管。

（2）注射完毕后，做好局部按压，按压部位准确、时间充分，尤其对凝血机制障碍者，适当延长按压时间。

2. 处理

（1）如针头刺破血管，立即拔针、按压注射部位，并更换注射部位重新注射。

（2）形成皮下血肿者，可根据血肿的大小采取相应的处理措施。小血肿早期采用冷敷促进血液凝固，48 h 后应用热敷促进淤血的吸收和消散。较大血肿早期可采取消毒后无菌注射器穿刺抽出血液，再加压包扎；血液凝固后，可行手术切开取出血凝块。

（二）硬结

1. 预防

（1）选用锐利针头，选择注射点要尽量分散，轮流使用，避免在同一处多次反复注射，避免在瘢痕、炎症、皮肤破损处注射。

（2）根据患者营养状况，把握进针深度，避免误入肌肉组织。注射时，针头斜面向上，快速刺入皮下；注射深度为针梗的 1/2～2/3。

（3）推药时，速度要缓慢，用力要均匀，以减少对局部的刺激。

（4）注射药量不宜过多，少于 2 mL 为宜。

（5）刺激性强的药物尽量避免皮下注射。

（6）严格遵守无菌操作原则，防止注射部位感染。

2. 处理

（1）出现硬结时，用 50% 硫酸镁湿热敷或取新鲜马铃薯切片外敷硬结处。

（2）暂时不在硬结处注射。

（三）低血糖反应

1. 预防

（1）皮下注射所致的低血糖反应多见于胰岛素注射后，医护人员需要对使用胰岛素患者进行有效健康宣教，使患者掌握糖尿病及胰岛素注射相关知识，严格遵医嘱正确使用胰岛素，包括给药时间、剂量等。

（2）注射后勿要剧烈运动、热敷等，以免引起体温升高，避免胰岛素吸收加快。

2. 处理

（1）立即监测患者血糖。

（2）予口服糖水、饼干等易吸收的碳水化合物，依据患者血糖情况，严重者静脉推注 50％葡萄糖溶液 40～60 mL。

实操后反思

（1）如何避免注射部位硬结发生？

（2）说出"三查八对"的内容。

（3）长期皮下注射胰岛素者，如何指导患者自我操作？

（4）用自己的语言简述注射原则的主要内容。

第二节·肌内注射术

肌内注射术（intramuscular injection，IM）是指将一定量无菌药液注入肌肉组织的技术。用于需在一定时间内产生药效，不宜口服、皮下注射或静脉注射时。

学习目标

（一）识记

（1）能正确阐述肌内注射的外文缩写词。

（2）能正确阐述肌内注射前的评估内容。

（3）能正确阐述肌内注射的定义、目的、常用部位及定位方法。

（二）理解

（1）能用实例解释肌内注射刺激性较强的药物时选择注射部位的注意事项。

（2）能举例说明如何指导患者做好肌内注射时体位的摆放。

（三）运用

（1）能用正确手法完成肌内注射术，做到认真负责、关爱患者、沟通有效、遵循注射原则、方法正确、步骤有序、过程完整、注射部位、进针角度、进针深度及剂量正确、无差错。

（2）能正确实施消瘦患者肌内注射。

操作过程

（一）用物准备

① 注射盘，1 套；　　　　② 5 mL 注射器，1 个；　　　　③ 棉签，1 包；

④ 弯盘,1个;　　　　　　⑤ 药液,按医嘱备;　　　　　　⑥ 无菌治疗巾,1包;

⑦ 持物钳罐,1套;　　　　　⑧ 安尔碘,1瓶。

（二）操作流程

详见思维导图 9-2(见第 107 页)。

（三）注意事项

(1) 遵医嘱及药品说明书使用药品。

(2) 观察注射后疗效和不良反应。

(3) 切勿将针头全部刺入,以防针梗从根部折断。

(4) 2 岁以下婴幼儿不宜选用臀大肌注射,因臀大肌尚未发育完善,注射时有损伤坐骨神经的危险,最好选择臀中肌或臀小肌注射。

(5) 长期注射者,有计划地更换注射部位,并选择细长针头。如出现局部硬结,可采用热敷、理疗等方法。

(6) 两种或两种以上药物同时注射时,应注意药物的配伍禁忌。

（四）操作评分标准

详见表 9-2。

表 9-2　肌内注射术评分标准

项　　目	分值	操　作　要　点	标准分
仪容仪表	5	服装、鞋帽整洁	1
		头发整洁,指甲平齐	2
		仪表大方,举止端庄	2
评估	10	核对医嘱单、治疗单	2
		至病房核对患者信息,解释说明目的	3
		评估患者注射部位情况及配合程度,洗手	5
操作前准备	10	擦拭盘、台、车	2
		洗手、戴口罩	3
		备齐用物、药品并检查质量(药品双人核对)	5
操作中	60	【计时开始】铺无菌盘	5
		打开药品无污染,抽药中再核对,抽液手法正确,用量准确,贴标识,放无菌盘备用	5
		至床旁,再次核对,解释	5
		安置注射体位	5
		正确选择注射部位	5
		消毒注射部位皮肤,消毒范围和方法正确	5

项　目	分值	操　作　要　点	标准分
操作中	60	取出注射器,排气(至针尖),不浪费药液,再次核对	5
		绷紧皮肤,快速进针,回抽无回血,缓慢推注,快速拔针,按压	15
		再次核对,安置舒适体位【计时结束】	5
		询问用药后反应,告知注意事项,洗手	5
操作后处理	5	正确处理用物(损伤性医疗废弃物避免二次处理)	3
		洗手、脱口罩	2
效果评价	5	给药途径、方法、剂量准确[1]	2
		操作时间≤10 min,每超过30 s扣1分	2
		查对严格,无菌观念强	1
素养评价	5	向患者解释,语言柔和恰当,态度和蔼可亲	2
		指导患者配合有效,询问患者感受,关心患者	2
		合理运用体现人文关怀的非语言沟通技巧	1
总分	100		100

注:[1] 用错药品、用错剂量或使用失效药,本次操作判为"不及格"。

常见问题的预防与处理

(一) 疼痛

1. 预防

(1)掌握注射的深度,避开血管、神经丰富之处。

(2)选用局部刺激性轻的药物。

(3)避免同一部位反复注射。

(4)注射时应做到"两快一慢",避免快速推注药液。

2. 处理

(1)局部热敷、按摩,活血化瘀、舒筋活络药液局部外敷。

(2)指导患者放松,避免注射部位肌肉处于紧张、紧绷状态。

(3)推注药液过程中,询问患者用药后反应,分散其注意力。

(二) 局部硬结

1. 预防

(1)长期肌内注射的患者每次更换部位,避免反复在同一注射点上给药。

(2)避免注射刺激性大、吸收困难的药液。注药深达肌肉组织。

(3)根据药液的量、黏稠度和刺激性的强弱选择合适的注射器和针头。

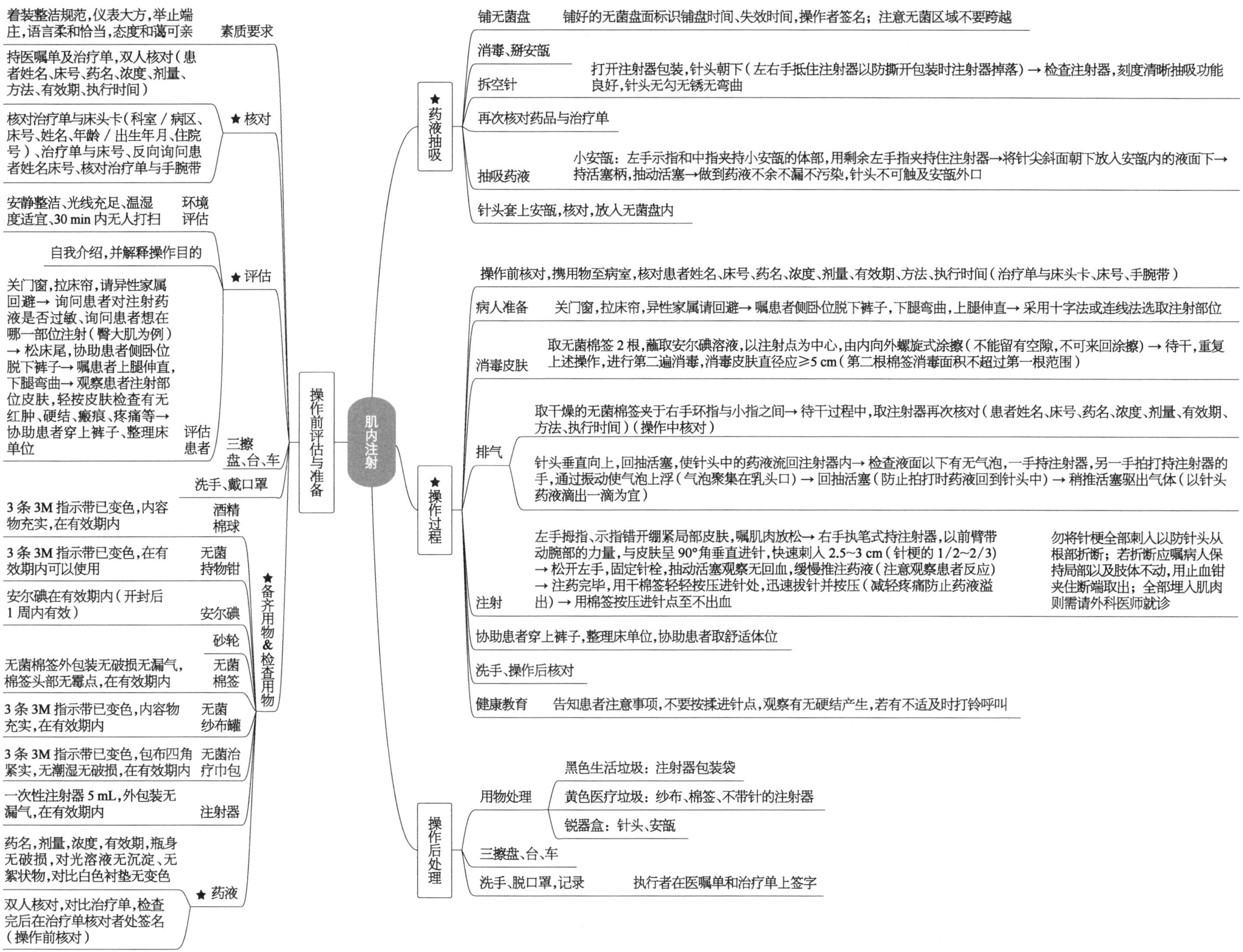

肌内注射思维导图

肌内注射

★ 药液抽吸
- 铺无菌盘：铺的无菌盘面标明开启时间、失效时间、操作者签名，注意无菌区域不要药越
- 消毒、瘵安瓿
- 拆安针
- 再次核对药品与治疗单
  - 打开注射器包装，针头朝下（左右抵住注射器以防掉开包装时针套脱落）→检查注射器、刻度清晰抽吸功能良好，针头无勾无锈无弯曲
- 抽吸药液
  - 小安瓿：左手示指和中指夹持小安瓿的体部，用剩余左手指夹持住注射器→将针尖斜面朝下放入安瓿内的液面下→持针塞柄，抽动活塞→做到药液不余不漏不污染，针头不可触及安瓿外口
- 针头套上安瓿，核对，放入无菌盘内

★ 操作过程
- 操作前核对，携用物至病室，核对患者姓名、床号、药名、浓度、剂量、有效期，执行时间（治疗单与床头卡、床号、手腕带）
- 病人准备：关门窗，拉床帘，异性家属请回避→嘱患者侧躺脱下裤子，下腿弯曲，上腿伸直，方法、执行时间
- 消毒皮肤：取无菌棉签2根，蘸取安尔碘溶液，以注射点为中心，由内向外螺旋式涂擦（不能留有空隙，不可来回涂擦）→待干，重复上述操作，进行第二遍消毒，消毒皮肤直径应≥5 cm（第二根消毒消毒面积不超过第一根范围）
- 排气：取干燥的无菌棉签来于右手环指与小指之间→待干过程中，取出注射器再次核对（患者姓名、床号、药名、浓度、剂量、有效期、方法，执行时间）（操作中核对）
  - 针头垂直向上，回抽活塞，使针头中的药液流回注射器内→检查液面以下有无气泡，一手持注射器，另一手扣打持注射器的气体（以针头向上，通过振动使气泡上浮（气泡聚集在乳头口）→回抽活塞（防止打时药液回到针头中）→稍推活塞驱出气体（以针头向上，通过振动使气泡上浮（气泡聚集在乳头口）→回抽活塞（防止打时药液回到针头中）→稍推活塞驱出气体→药液滴出一滴为宜）
- 注射：左手拇指、示指错开绷紧局部皮肤，嘱肌肉放松→右手执笔式持注射器，以前臂带动腕部的力量，与皮肤呈90°角垂直进针，快速刺入2.5~3 cm（针梗约的1/2~2/3）→松开左手，固定针栓，抽动活塞观察无回血，缓慢推注药液（注意观察患者反应）→注药完毕，用干棉签轻轻按压进针处，迅速拨针按压防止药液溢出）→用棉签按压进针处至不出血
  - 勿将针梗全部刺入以防针头从根部折断；若折断应嘱病人保持局部及肢体不动，用止血钳夹住断端拔出；全部埋入肌肉则需请外科医师就诊
- 协助患者穿上裤子，整理床单元，协助患者取舒适体位
- 洗手、操作后核对
- 健康教育：告知患者注意事项，不要按搓进针点，观察有无硬结产生，若有不适及时打铃呼叫

操作后处理
- 用物处理
  - 黑色生活垃圾：注射器包装袋
  - 黄色医疗垃圾：纱布、棉签、不带针的注射器
  - 锐器盒：针头、安瓿
- 三擦盘、台车
- 洗手、脱口罩、记录
- 执行者在治疗单医嘱单和治疗单上签字

操作前评估与准备
- 素质要求：着装整洁规范，仪表大方，举止端庄，语言柔和亲切，态度和蔼可亲
- ★ 核对
  - 持医嘱单及治疗单，双人核对（患者姓名、床号、药名、浓度、剂量、方法、执行时间）
  - 核对治疗单与床头卡（科室/病区，床号、姓名、年龄/出生年月、住院号），治疗单查询（询问患者姓名、反问询治疗单与床号，核对治疗单与床头卡腕带）
- ★ 评估
  - 环境评估：安静整洁，光线充足，温湿度适宜，30 min内无人打扫
  - 评估患者
    - 自我介绍，并解释操作目的
    - 关门窗，拉床帘，请异性家属回避→询问患者是否对注射药液是否过敏，询问患者想在哪一部位注射（略~人即对侧）脱下裤子→嘱患者上腿伸直下腿弯曲，协助患者侧躺脱→观察患者皮肤注射部位皮肤、肌肉，轻按皮肤是否有红肿、硬块、瘢痕、疼痛等→协助患者穿上裤子、整理床单位

★ 备齐用物 & 检查用物
- 洗手、戴口罩
- 三擦盘、台、车
- 酒精棉球：3条3M指示带已变色，内容物充实，在有效期内
- 无菌持物钳：3条3M指示带已变色，在有效期内（略入患者开启后效期内可以使用）
- 安尔碘：安尔碘在有效期内（开封后1周内有效）
- 砂轮
- 无菌棉签：无菌棉签外包装无破损无漏气，棉签头部无霉点，在有效期内
- 无菌纱布罐：3条3M指示带已变色，内容物充实，在有效期内
- 无菌治疗巾打包：3条3M指示带已变色，包布四角，无破损，在有效期内，紧实，无潮湿无破损，在有效期内
- 注射器：一次性注射器5 mL，外包装无漏气，在有效期内
- ★ 药液：药名、剂量、浓度、有效期、瓶身无破损，对光溶液无沉渣、无絮状物，对比治疗单核对无变色
  - 双人核对，对比治疗单，检查完后在治疗单核对患者处签名（操作前核对）

图 9-2 肌内注射术思维导图

2. 处理

（1）热醋患部湿敷，每次 30 min。

（2）50％硫酸镁溶液湿热敷。

（三）局部出血

1. 预防

注射时注意避开表浅血管；若进针后回抽有回血，立即拔针，用棉签压迫 2～3 min。

2. 处理

（1）一旦发生穿刺针眼处出血，可用消毒棉签压迫局部 2～3 min。

（2）若遇有出血倾向的患者，局部压迫不能控制出血时，遵医嘱静脉注射促凝剂，必要时可输全血治疗。

（四）周围神经损伤

1. 预防

（1）掌握准确的肌注部位，避免靠近周围神经。

（2）避免注射刺激性较大的药液。

2. 处理

（1）予理疗、热疗，促进炎症消退和药物吸收。

（2）遵医嘱使用营养神经的药物。

（五）针头堵塞

1. 预防

（1）注射前，需依据药液特点，选择粗细适宜的针头，并检查针头是否通畅。

（2）注射时，维持一定速度，以免药液沉积在针头内引起堵塞。

2. 处理

（1）若注射阻力大，无法推注药液，应拔针，更换针头重新选择部位注射。

（2）积极与患者沟通，消除疑虑，取得谅解和配合。

（六）断针

1. 预防

（1）使用正规合格注射器，勿使用有裂痕、起钩秃针或弯曲针头的注射器。

（2）操作者掌握正确注射法，进针后应使针梗尽量 1/3 留在皮肤外。

2. 处理

（1）指导患者保持安静，防止身体躁动而使断针移位。

（2）用手固定断针处皮肤，使断针近端尽量暴露于体外，并用止血钳钳夹拔出。

（3）如针梗全部埋入肌肉，需请外科医生手术取出。

实操后反思

（1）病区集中进行注射时，如何保证患者用药准确无误？

（2）需要同时注射两种以上药物，该如何处理？

（3）怎样做到无痛注射？

第三节·皮内注射术

皮内注射术(intradermic injection，ID)是将少量药液或生物制品注入真皮层的技术。用于药物过敏试验、结核菌素试验，以观察机体有无过敏反应，以及用于局部麻醉的先驱准备。

学习目标

（一）识记

（1）能正确阐述常用药物过敏试验的配制浓度、注入剂量和试验结果判断。

（2）能正确阐述注射原则，皮内注射的定义、目的、常用部位。

（3）能正确阐述青霉素过敏反应原因和预防措施。

（二）理解

（1）能举例说明青霉素过敏性休克的临床表现和急救要点。

（2）能用自己的语言解释药物过敏试验液精准配制的临床意义。

（三）运用

（1）能用正确手法完成青霉素过敏试验，做到认真负责、关爱患者、沟通有效、遵循注射原则、方法正确、步骤有序、过程完整、注射部位、进针角度、进针深度及剂量正确、无差错。

（2）能密切观察和正确处置患者用药后的不良反应。

（3）能正确配制各种皮内试验液。

操作过程

（一）用物准备（青霉素过敏试验为例）

① 注射盘（含弯盘），1 套；　② 10 mL 注射器，1 个；　③ 1 mL 注射器，1 个；

④ 棉签，1 包；　⑤ 持物钳罐，1 套；　⑥ 无菌治疗巾，1 包；

⑦ 75％酒精溶液，1 瓶；　⑧ 安尔碘，1 瓶；　⑨ 0.9％氯化钠溶液，10 mL；

⑩ 青霉素粉剂，按医嘱备；　⑪ 0.1％盐酸肾上腺素 1 mL 及 2 mL 注射器（过敏备），1 套。

（二）操作流程

详见思维导图 9－3（见下页）。

（三）注意事项

（1）做药物过敏试验前，护士应详细询问患者的用药史、过敏史及家族史。

（2）消毒皮肤时，避免反复用力涂擦局部皮肤，忌用含碘消毒剂。

（3）进针角度不宜过大，以免将药液注入皮下，影响药物作用的效果及反应的观察。

（4）不应抽回血。

（5）嘱患者勿按揉注射部位，以免影响反应结果的判断。

（6）及时判断、记录皮试结果，告知医生、患者及家属并标注。

（7）若是药物过敏试验，备好相应抢救药物与设备，及时处理过敏反应。

（8）特殊药物的皮试，按要求观察结果。

（9）如皮试结果不能确认或怀疑假阳性时，应采取对照试验。

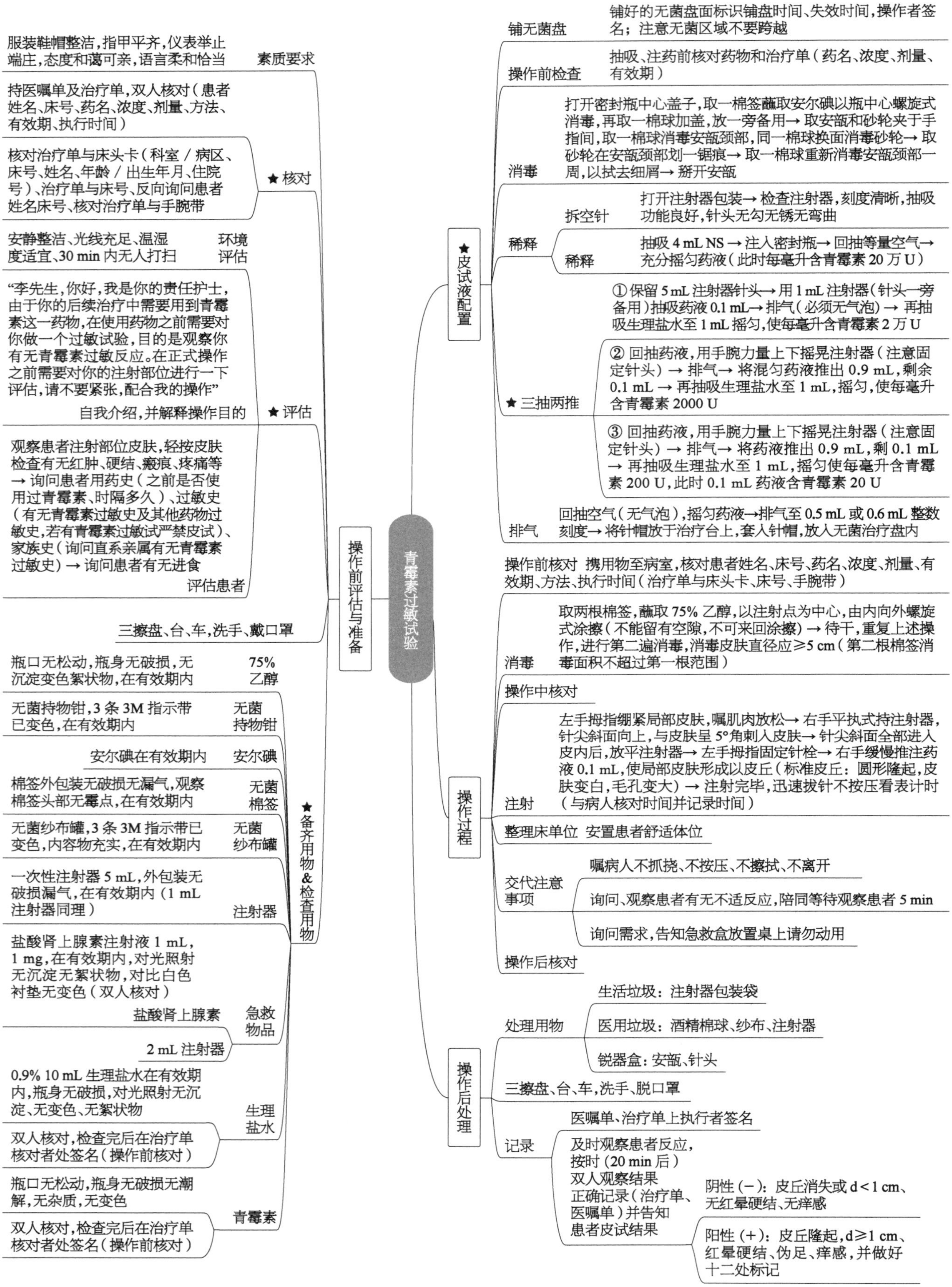

青霉素过敏试验

操作前评估与准备

★评估

- **素质要求**：服装鞋帽整洁,指甲平齐,仪表举止端庄,态度和蔼可亲,语言柔和恰当
- **★核对**：
  - 持医嘱单及治疗单,双人核对(患者姓名、床号、药名、浓度、剂量、方法、有效期、执行时间)
  - 核对治疗单与床头卡(科室/病区、床号、姓名、年龄/出生年月、住院号)、治疗单与床号、反向询问患者姓名床号、核对治疗单与手腕带
- **环境评估**：安静整洁、光线充足、温湿度适宜、30 min 内无人打扫
- **★评估（自我介绍,并解释操作目的）**："李先生,你好,我是你的责任护士,由于你的后续治疗中需要用到青霉素这一药物,在使用药物之前需要对你做一个过敏试验,目的是观察你有无青霉素过敏反应。在正式操作之前需要对你的注射部位进行一下评估,请不要紧张,配合我的操作"
- **评估患者**：观察患者注射部位皮肤,轻按皮肤检查有无红肿、硬结、瘢痕、疼痛等→询问患者用药史(之前是否使用过青霉素、时隔多久)、过敏史(有无青霉素过敏及其他药物过敏史,若有青霉素过敏试严禁皮试)、家族史(询问直系亲属有无青霉素过敏史)→询问患者有无进食

★备齐用物&检查用物

- 三擦盘、台、车,洗手、戴口罩
- **75%乙醇**：瓶口无松动,瓶身无破损,无沉淀变色絮状物,在有效期内
- **无菌持物钳**：无菌持物钳,3 条 3M 指示带已变色,在有效期内
- **安尔碘**：安尔碘在有效期内
- **无菌棉签**：棉签外包装无破损无漏气,观察棉签头部无霉点,在有效期内
- **无菌纱布罐**：无菌纱布罐,3 条 3M 指示带已变色,内容物充实,在有效期内
- **注射器**：一次性注射器 5 mL,外包装无破损漏气,在有效期内(1 mL 注射器同理)
- **急救物品**：
  - 盐酸肾上腺素：盐酸肾上腺素注射液 1 mL,1 mg,在有效期内,对光照射无沉淀无絮状物,对比白色衬垫无变色(双人核对)
  - 2 mL 注射器
- **生理盐水**：0.9% 10 mL 生理盐水在有效期内,瓶身无破损,对光照射无沉淀、无变色、无絮状物; 双人核对,检查完成在治疗单核对者处签名(操作前核对)
- **青霉素**：瓶口无松动,瓶身无破损无潮解,无杂质,无变色; 双人核对,检查完成在治疗单核对者处签名(操作前核对)

★皮试液配置

- **铺无菌盘**：铺好的无菌盘面标识铺盘时间、失效时间,操作者签名;注意无菌区域不要跨越
- **操作前检查**：抽吸、注药前核对药物和治疗单(药名、浓度、剂量、有效期)
- **消毒**：打开密封瓶中心盖子,取一棉签蘸取安尔碘以瓶中心螺旋式消毒,再取一棉球加盖,放一旁备用→取安瓿和砂轮夹于手指间,取一棉球消毒安瓿颈部,同一棉球换面消毒砂轮→取砂轮在安瓿颈部划一锯痕→取一棉球重新消毒安瓿颈部一周,以拭去细屑→掰开安瓿
- **拆空针**：打开注射器包装→检查注射器,刻度清晰,抽吸功能良好,针头无勾无锈无弯曲
- **稀释**
  - **稀释**：抽吸 4 mL NS→注入密封瓶→回抽等量空气→充分摇匀药液(此时每毫升含青霉素 20 万 U)
  - **★三抽两推**：
    - ① 保留 5 mL 注射器针头→用 1 mL 注射器(针头一旁备用)抽吸药液 0.1 mL→排气(必须无气泡)→再抽吸生理盐水至 1 mL 摇匀,使每毫升含青霉素 2 万 U
    - ② 回抽药液,用手腕力量上下摇晃注射器(注意固定针头)→排气→将混匀药液推出 0.9 mL,剩余 0.1 mL→再抽吸生理盐水至 1 mL,摇匀,使每毫升含青霉素 2000 U
    - ③ 回抽药液,用手腕力量上下摇晃注射器(注意固定针头)→排气→将药液推出 0.9 mL,剩 0.1 mL→再抽吸生理盐水至 1 mL,摇匀使每毫升含青霉素 200 U,此时 0.1 mL 药液含青霉素 20 U
  - **排气**：回抽空气(无气泡),摇匀药液→排气至 0.5 mL 或 0.6 mL 整数刻度→将针帽放于治疗台上,套入针帽,放入无菌治疗盘内

操作过程

- **操作前核对**：携用物至病室,核对患者姓名、床号、药名、浓度、剂量、有效期、方法、执行时间(治疗单与床头卡、床号、手腕带)
- **消毒**：取两根棉签,蘸取 75% 乙醇,以注射点为中心,由内向外螺旋式涂擦(不能留有空隙,不可来回涂擦)→待干,重复上述操作,进行第二遍消毒,消毒皮肤直径应≥5 cm(第二根棉签消毒面积不超过第一根范围)
- **操作中核对**
- **注射**：左手拇指绷紧局部皮肤,嘱肌肉放松→右手平执式持注射器,针尖斜面向上,与皮肤呈 5° 角刺入皮肤→针尖斜面全部进入皮内后,放平注射器→右手拇指固定针栓,左手缓慢推注药液 0.1 mL,使局部皮肤形成以皮丘(标准皮丘:圆形隆起,皮肤变白,毛孔变大)→注射完毕,迅速拔针不按压看表计时(与病人核对时间并记录时间)
- **整理床单位**：安置患者舒适体位
- **交代注意事项**：
  - 嘱病人不抓挠、不按压、不擦拭、不离开
  - 询问、观察患者有无不适反应,陪同等待观察患者 5 min
  - 询问需求,告知急救盒放置桌上请勿动用
- **操作后核对**

操作后处理

- **处理用物**：
  - 生活垃圾:注射器包装袋
  - 医用垃圾:酒精棉球、纱布、注射器
  - 锐器盒:安瓿、针头
- 三擦盘、台、车,洗手、脱口罩
- **记录**：
  - 医嘱单、治疗单上执行者签名
  - 及时观察患者反应,按时(20 min 后)双人观察结果正确记录(治疗单、医嘱单)并告知患者皮试结果
    - 阴性(-):皮丘消失或 d<1 cm、无红晕硬结、无痒感
    - 阳性(+):皮丘隆起,d≥1 cm、红晕硬结、伪足、痒感,并做好十二处标记

图 9-3　青霉素过敏试验思维导图

（四）操作评分标准

详见表 9－3。

表 9－3 青霉素过敏试验评分标准

项 目	分值	操 作 要 点	标准分
仪容仪表	5	服装、鞋帽整洁	1
		头发整洁，指甲平齐	2
		仪表大方，举止端庄	2
评估	10	双人核对医嘱单、治疗单	2
		至病房核对身份信息、解释，询问"三史"、是否进食	5
		评估患者注射部位情况、配合程度，洗手	3
操作前准备	10	擦拭盘、台、车	2
		洗手、戴口罩	3
		备齐用物（含急救物品），检查呈备用状态（药物双人核对）	5
操作中	60	【计时开始】铺无菌盘	2
		正确消毒和稀释青霉素密封瓶	8
		正确稀释、抽吸皮试液，浓度准确，无污染，贴标识，放入无菌治疗盘内	15
		至床旁核对患者信息、沟通解释，确认"三史"	5
		正确选择注射部位并消毒，消毒范围和方法正确	5
		取出注射器，排气（至针尖），不浪费药液，再次核对	5
		绷皮，进针手法正确，角度和深度恰当	5
		推药剂量准确[1]，皮丘隆起，迅速拔针，不按压	5
		与患者核对时间并记录，并核对患者信息【计时结束】	5
		安置患者舒适体位，询问患者用药反应并交代注意事项，洗手	5
操作后处理	10	正确处理用物（损伤性医疗废弃物避免二次处理）	1
		洗手、脱口罩	2
		及时观察反应，按时双人观察结果，正确记录护理文书，告知患者皮试结果	3
		查对严格，无菌观念强	2
		操作时间≤15 min，每超过 30 s 扣 1 分	2
素养评价	5	向患者解释，语言柔和恰当，态度和蔼可亲	2
		指导患者有效配合，询问患者感受，关心患者	2
		合理运用体现人文关怀的非语言沟通技巧	1
总分	100		100

注：[1]用错药品、用错剂量或使用失效药，本次操作判为"不及格"。

常见问题的预防与处理 ●─────────────────────

（一）过敏性休克

1. 预防

（1）皮内注射前必须仔细询问患者药物过敏史。

（2）在皮试观察期间,嘱患者卧床休息。

（3）指导患者做好不良反应的自我观察。

2. 处理

（1）一旦发生过敏性休克,立即停药,组织抢救。

（2）协助患者平卧。

（3）皮下注射0.1%肾上腺素1 mL,小儿剂量酌减。

（4）建立静脉通道,补充血容量。

（5）给予氧气吸入,并做好气管插管准备。

（6）遵医嘱给予抗炎、抗组胺类药物。

（7）若心跳骤停,立即进行复苏抢救。

（8）密切观察病情,记录患者生命体征和尿量等变化。

（二）疼痛

1. 预防

（1）准确配制药液,原则上选用无菌生理盐水作为溶媒。

（2）根据患者理解能力,给予针对性解释沟通,使其放松,取得配合。

（3）选择合适的注射部位,避开红肿硬结瘢痕处,避免在神经末梢丰富的部位注射。

（4）皮肤消毒剂干燥后进行注射。

（5）选用小号针头,绷紧皮肤进针,必要时两人合作。

（6）熟练掌握注射技术,注射时做到二快一慢,准确注入药量。

2. 处理

（1）发生晕针或虚脱者,按晕针或虚脱处理。

（2）认同患者感受,疼痛剧烈者予对症处理。

（三）局部组织反应

1. 预防

（1）避免使用对组织刺激性较强的药物。

（2）详细询问药物过敏史,避免使用可引发机体过敏的药物。

（3）正确配制药液,推注药液剂量准确。

（4）严格执行无菌操作。

（5）给予针对性解释宣教,告知不抓挠或揉按局部皮丘。

2. 处理

（1）局部皮肤瘙痒者或出现水疱者,对症处理。

（2）严格无菌操作,预防感染。

（四）虚脱

1. 预防

（1）注射前，向患者做好解释说明，使患者消除紧张情绪，配合治疗；避免患者空腹注射。

（2）采取合适的注射体位，对有晕针史及体质衰弱、情绪高度紧张的患者，可采用卧位。

（3）注射过程中，随时观察患者反应。

2. 处理

（1）若发生虚脱，可将患者平卧，注意保暖，安静休息。

（2）呼吸新鲜空气，给予氧气吸入。

（3）必要时给予静推5％葡萄糖溶液。

（五）疾病传播

1. 预防

（1）严格执行一人一针一管，严格遵循无菌原则及相应的消毒隔离原则。

（2）注射活疫苗时，使用过的注射器及针头、剩余疫苗要及时焚烧，以防造成环境污染。

（3）为不同患者注射时，需进行手消毒。

2. 处理

（1）出现疾病传播者，应及时上报。

（2）及时对感染者开展抽血化验并及时隔离。

（六）注射失败

1. 预防

（1）耐心沟通解释，尽量取得患者配合。

（2）充分暴露注射部位，必要时两人合作操作。

（3）规范操作，注射的角度与深度准确。

2. 处理

（1）主动与患者沟通，取得谅解。

（2）对无皮丘或皮丘过小等注射失败者，更换部位重新注射。

实操后反思

（1）做完皮内过敏试验，给患者宣教哪些注意事项？

（2）临床青霉素有多种规格，不同规格的青霉素该如何配制皮试液？

（3）如何判断青霉素过敏试验结果？若结果难以确认时，可以采取什么措施？

（4）过敏性休克的临床表现特点有哪些？若患者出现了过敏性休克，该如何进行急救？

第四节·静脉注射术

静脉注射术（intravenous injection，IV）是自静脉注入无菌药液的技术。因药物直接进入血液而到达全身，可用于不宜口服、皮下或肌内注射，或需迅速发挥药效时。

学习目标

（一）识记

（1）能正确阐述静脉注射的定义、目的、常用部位及定位方法。

（2）能正确阐述注射部位特点。

（二）理解

（1）能举例说明如何根据患者静脉情况选择不同进针角度、深度和持针手法。

（2）能根据药物特性选择恰当的注射部位、静脉及输液针头。

（三）运用

（1）能以正确手法完成静脉注射术。能对患者进行耐心的解释与沟通，并在操作中体现出对患者关爱，动作轻柔，使患者感觉安全、舒适。

（2）操作步骤有序、过程完整，注射部位、进针角度、进针深度及剂量正确。态度认真负责，严格执行无菌操作和查对制度，关爱患者，主动沟通，随机应变。

操作过程

（一）用物准备

① 注射盘，1套；　② 20 mL或50 mL注射器，1个；　③ 棉签，1包；

④ 弯盘，1个；　⑤ 药液，按医嘱备；　⑥ 无菌纱布罐，1个；

⑦ 持物钳罐，1套；　⑧ 安尔碘，1瓶；　⑨ 无菌治疗巾，1包；

⑩ 止血带，1根；　⑪ 治疗盘，1个；　⑫ 注射小垫枕，1个；

⑬ 头皮针，1个。

（二）操作流程

详见思维导图9-4（见第117页）。

（三）注意事项

（1）确保穿刺点及周围皮肤消毒规范、彻底，预防感染。

（2）选择粗直、弹性好、易于固定的静脉，避开关节和静脉瓣。

（3）推注刺激性药物时，需先用生理盐水引导穿刺，确认针头在静脉内后方可推注药液。

（4）注射过程中，通过观察、触诊、评估冲管阻力、抽回血及听取患者的疼痛主诉，评估是否存在外渗或内渗，确保药液安全注入血管内。

（5）根据患者年龄、病情及药物性质以适当速度注入药物，推药过程中要观察患者用药后反应。

（6）凝血功能不良者应延长按压时间，达5～10 min。

（四）操作评分标准

详见表9-4。

表9-4　静脉注射术评分标准

项　目	分值	操　作　要　点	标准分
仪容仪表	5	服装、鞋帽整洁	1
		头发整洁，指甲平齐	2

续　表

项　目	分值	操　作　要　点	标准分
仪容仪表	5	仪表大方,举止端庄	2
评估	10	核对医嘱、治疗单	2
		至病房核对患者信息,解释说明操作目的	3
		评估患者注射部位、血管情况及配合程度,洗手	5
操作前准备	10	环境整洁,擦拭盘、台、车	2
		洗手、戴口罩	3
		备齐用物、药品并检查质量(药品双人核对)	5
操作中	60	【计时开始】铺无菌盘	2
		打开药品无污染,抽药中再核对,抽液手法正确,用量准确,贴标识,放无菌盘备用	10
		至床旁,再次核对,解释	3
		协助取舒适体位,正确选择注射部位	5
		扎止血带,选取静脉,松止血带,垫枕,备胶布	5
		消毒注射部位皮肤,消毒范围和方法正确	5
		扎止血带	2
		取出注射器,换头皮针,排气,不浪费药液,再次核对	5
		绷紧皮肤,进针手法正确	5
		见回血后松止血带,松拳	3
		固定针柄	2
		推注药液,速度合适[1]	5
		撕胶布,快速拔针	3
		按压穿刺点手法正确	2
		再次核对,安置舒适体位【计时结束】	3
操作后处理	5	询问用药后反应,告知注意事项,洗手	2
		正确分类处理用物(损伤性医疗废弃物避免二次处理)	2
		洗手,按需记录	1
效果评价	5	静脉选择恰当,给药途径、方法正确[2]	2
		操作时间≤10 min,每超过30 s扣1分	2
		查对严格、无菌概念强	1

续 表

项 目	分值	操 作 要 点	标准分
素养评价	5	向患者解释,语言柔和恰当,态度和蔼可亲	2
		指导患者配合有效,询问患者感受,关心患者	2
		合理运用体现人文关怀的非语言沟通技巧	1
总分	100		100

注:[1] 发生药液渗出,仍继续推注,本次操作判为"不及格"。

　　[2] 用错药品、用错剂量或使用失效药,本次操作判为"不及格"。

常见问题的预防与处理 ●

(一)过敏反应

1. 预防

(1)注射前必须仔细询问患者药物过敏史。

(2)严格遵守操作规程。

(3)首次注射先缓慢推注,密切观察患者用药后反应。

2. 处理

(1)患者出现皮肤瘙痒等过敏症状,先放慢推注速度。不能耐受者,立即暂停注射。

(2)保留穿刺针头,连接生理盐水溶液维持静脉通道。

(3)遵医嘱给予抗炎、抗组胺类药物。

(4)密切观察病情,记录患者血压、脉搏、呼吸、神志、尿量等变化。

(5)给予氧气吸入,并做好急救准备。

(二)血肿

1. 预防

(1)提高操作技能,避免穿刺失败。

(2)根据药物性质、治疗方案以及患者配合程度,选择合适的穿刺针头和静脉。

(3)拔针后妥善按压,确保进针点、静脉穿刺点均有效压迫。

(4)凝血功能障碍者,延长压迫时间,至少 5 min。

2. 处理

(1)早期冷敷,以减少出血。

(2)抬高患肢。

(3)24 h 后 50% 硫酸镁溶液湿热敷,每天 2 次,每次 30 min,促进血肿消散。

(4)如血肿过大,必要时请外科协助处理。

(三)药液内渗或外渗性损伤

1. 预防

(1)选择恰当的穿刺部位及静脉。

(2)妥善固定输液针头。

(3)推注药液过程中,加强观察与评估。

服装鞋帽整洁,指甲平齐,仪表举止端庄,态度和蔼可亲,语言柔和恰当 —— **素质要求**

持医嘱单及治疗单,双人核对(患者姓名、床号、药名、浓度、剂量、方法、有效期、执行时间)

核对治疗单与床头卡(科室／病区、床号、姓名、年龄／出生年月、住院号)、治疗单与床号、反向询问患者姓名床号、核对治疗单与手腕带 —— **★核对**

安静整洁、光线充足、温湿度适宜,30 min 内无人打扫 —— **环境评估**

"李先生,你好 我是你的责任护士 由于这两天你有一些呕吐腹泻(因病人情况而定),医生给你配了 20 mL 葡萄糖静脉注射,目的给你补充一些能量和体液。在正式操作之前需要进行一些评估,请不要紧张,配合我的操作"

自我介绍,并解释操作目的 —— **★评估**

询问患者选择哪一侧手注射,是否有药物过敏史→检查患者手部情况,皮肤有无瘢痕、皮疹、破损、红肿,示意患者活动手部,活动度是否良好→选择血管(粗直有弹性、不易滑动、易固定,注意避开关节、静脉瓣处的静脉)轻按询问患者是否有压痛 —— 评估患者

三擦盘、台、车

洗手、戴口罩

操作前评估与准备

3 条 3M 指示带已变色,内容物充实,在有效期内 —— 酒精棉球

3 条 3M 指示带已变色,在有效期内 —— 无菌持物钳

安尔碘在有效期内 —— 安尔碘

—— 砂轮

棉签外包装无破损无漏气,观察棉签头部无霉点,在有效期内 —— 无菌棉签

3 条 3M 指示带已变色,四角紧扎充实,无潮湿无破损,在有效期内 —— 无菌治疗巾

弹性良好,无老化无断裂 —— 止血带

包装完整,无潮湿无破损,在有效期内 —— 检查输液贴

外观清洁干燥 —— 垫枕

一次性注射器外包装完整,无破损无潮湿,在有效期内 —— 注射器

外包装完整,无破损无潮湿,在有效期内 —— 头皮针

药名、剂量、浓度、有效期、瓶身无破损、对光溶液无沉淀、无絮状物、对比白色衬垫无变色

双人核对,对比治疗单,检查完后在治疗单核对者处签名(操作前核对) —— **★药液**

★备齐用物&检查用物

静脉注射

铺好的无菌盘面标识铺盘时间、失效时间、操作者签名;注意无菌区域不要跨越 —— 铺无菌盘

消毒安瓿,掰安瓿

打开注射器包装(左右手抵住注射器以防撕开包装时注射器掉落)→ 检查注射器,刻度清晰,抽吸功能良好,针头无勾无锈无弯曲 —— 拆空针

再次核对药品

大安瓿:左手拇指和食指夹持大安瓿,左手剩余手指和大鱼际肌夹持注射器→将针尖斜面朝下放入安瓿内的液面下→持活塞柄抽动活塞→做到药液不余不漏不污染;针头不可触及安瓿外口 —— 抽吸药液

针头垂直向上,回抽活塞,使针头中的药液流回注射器内→ 检查液面以下有无气泡,一手持注射器,另一手拍打持注射器的手,通过振动使气泡上浮(气泡聚集在乳头口)→ 回抽活塞(防止拍打时药液回到针头中)→ 稍推活塞驱出气体 —— 排气

再次核对,放至无菌盘内备用

★药液抽吸

操作前核对 携用物至病室,核对患者姓名、床号、药名、浓度、剂量、有效期、方法、执行时间(治疗单与床头卡、床号、手腕带)

将小垫枕置于输液肢体下方,在穿刺点上方 6 cm 处扎止血带,止血带的尾端向上,松紧以能阻断静脉血流而不阻断动脉血流为宜→选取粗直有弹性,不易滑动,易固定的血管→ 松开止血带 —— 垫枕、扎止血带

撕开一边贴在易于拿取的地方(治疗车上) —— 备输液贴

取无菌棉签 2 根,蘸取安尔碘溶液,以注射点为中心,由内向外螺旋式涂擦(不能留有空隙,不可来回涂擦)→ 待干,重复上述操作,进行第二遍消毒,消毒皮肤直径应≥5 cm(第二根棉签消毒面积不超过第一根范围) —— 消毒

扎止血带

取下抽吸药液用针头丢弃→ 打开头皮针外包装,连接于注射器,排气 —— 接头皮针

操作中核对

打开护针帽,嘱患者握拳→ 左手绷皮,右手持针以 15°~30° 角沿静脉走向进针,见回血后再平行进针 0.5~1 cm(使针头斜面全部进入血管) —— **★进针**

见回血后松止血带,松拳

用输液贴或胶布固定针柄、针眼处和头皮针软管(U 形固定、遮盖进针点、固定针柄)(将头皮针相连近端输液管向上弯折,平行至进针点上方再弯折固定)→ 缓慢推药 —— 推药

轻揭胶布(注意输液贴不要粘在针柄上,以防拔针引起疼痛),快速拔针,用输液贴或无菌棉签轻压穿刺点上方,按压 1~2 min 至出无出血 —— 拔针

整理患者床单位

询问患者有无不适 若发现注射部位有鼓包水肿疼痛情况及时打铃 —— 健康宣教

操作后核对

操作过程

黑色生活垃圾:注射器包装袋

黄色医疗垃圾:棉签、不带针的注射器、输液贴

高压蒸汽灭菌:注射盘、治疗盘、治疗巾、弯盘

浸泡消毒:止血带

锐器盒:针头、安瓿

★用物处理

三擦盘、台、车

洗手、脱口罩,记录 —— 执行者在医嘱单和治疗单上签字

操作后处理

图 9 - 4　静脉注射术思维导图

2. 处理

(1) 推注药液疑有阻力,或患者主诉疼痛,暂停注射。确认无药液渗出或疼痛缓解,方可继续注射。

(2) 一旦发生药液渗出,立即停止注射并拔针,重新选择静脉穿刺。

(3) 根据药液性质及渗出程度,给予针对性处理。如肢体抬高、热敷或冷敷、外科冲洗等。

1) 抗肿瘤药物渗出,立即抬高患肢,予局部冰敷,使血管收缩以减少药物吸收。当长春花生物碱和血管加压剂外渗、存在血管闭塞性事件(如镰状细胞性贫血)时不要使用冷敷。

2) 高渗药液渗出,如 50% 葡萄糖溶液、20% 甘露醇溶液,可予 0.25% 普鲁卡因溶液 5～20 mL 溶解透明质酸酶 50～250 U,注射于渗液局部周围,促进药物扩散、稀释和吸收。

3) 血管活性药渗出,如多巴胺、间羟胺等,予酚妥拉明注射液 5～10 mg 溶入生理盐水 20 mL 中局部湿敷,以扩张血管。

4) 阳离子溶液渗出,如葡萄糖酸钙、氯化钙等,予 0.25% 普鲁卡因溶液 5～10 mL 局部浸润注射,减少药物刺激,减轻疼痛。

(4) 使用皮肤标记,画出有明显内渗/外渗迹象的区域,以便动态评估变化。

(5) 对该区域拍照,以识别组织损伤的进展或恶化程度。

(四) 静脉炎

1. 预防

(1) 根据药物性质、治疗方案以及患者配合程度,选择合适的穿刺针头和静脉。

(2) 根据药物性质,选择恰当的溶媒及容量。

(3) 发泡剂药物及刺激性强的药物,注射前后生理盐水溶液充分冲管。

(4) 满足治疗需要基础上,选择最小型号针头穿刺。

(5) 皮肤消毒剂干燥后,再进针。

(6) 避免暴力推注,加强观察与评估,防止药物内渗和外渗。

2. 处理

(1) 疑有静脉炎发生,停止在该静脉继续注射、输液。

(2) 抬高患肢、制动。

(3) 局部用 50% 硫酸镁溶液湿热敷,或如意金黄散局部外敷,每天 2 次,每次 30 min。

(4) 根据需要给予止痛药,必要时使用其他药物进行干预,如抗炎药,或皮质类固醇。

(5) 如果是细菌性静脉炎,应监测全身感染的体征。

(五) 穿刺失败

1. 预防

(1) 耐心沟通解释,尽量取得患者配合。

(2) 选择弹性好、粗直、无静脉窦、暴露良好的静脉。

(3) 规范操作,注射的角度与深度准确。

(4) 末梢循环不良、静脉塌陷的患者,注射前穿刺部位保暖,必要时予局部热敷,促进静脉扩张和充盈。

2. 处理

(1) 主动与患者沟通,取得谅解。

(2) 评估穿刺失败原因,如针头未进入静脉且无回血,将针头退出少许更换角度重新进针;如针头已刺穿静脉,则更换部位重新注射。

实操后反思 ●——

（1）静脉注射时，如果出现局部血肿，该如何处理？

（2）肥胖、消瘦、水肿、脱水、老年等特殊患者的静脉穿刺要点有哪些？

（3）静脉注射失败的常见原因有哪些？

第十章

静脉输液和输血技术

第一节 · 周围浅静脉输液术

静脉输液(intravenous infusion)是利用大气压和液体静压形成的输液系统内压高于人体静脉压的原理,将一定量的无菌溶液或药液直接输入静脉的治疗方法。根据静脉输液途径分周围浅静脉输液(peripheral superficial vein intubation)和中心静脉置管(central venous catheters)。

学习目标

(一)识记

(1)能正确阐述静脉输液的目的。

(2)能正确阐述常用静脉输液类型、常用溶液的种类及其作用。

(二)理解

(1)能用自己的语言解释周围静脉输液术的进针角度、进针深度以及止血带的使用方法。

(2)能用自己的语言解释输液器排气的方法和滴速的调节。

(三)运用

(1)能独立完成周围静脉输液术,做到认真负责、关爱患者、沟通有效、方法正确、步骤有序、过程完整、操作规范、效果确实。

(2)能根据患者一般情况及给药性质,准确调节静脉输液速度。

(3)能正确识别和处理常见的输液反应。

操作过程

(一)用物准备

① 注射盘,1套;　　② 20 mL注射器,1个;　　③ 头皮针头,1个;

④ 无菌棉签,1包;　　⑤ 弯盘,1个;　　⑥ 输液溶液及药液,按医嘱备;

⑦ 安尔碘,1瓶;　　⑧ 止血带,1根;　　⑨ 治疗盘,1个;

⑩ 输液敷贴,适量;　　⑪ 输液器,1个;　　⑫ 秒表,1个;

⑬ 输液瓶贴,1张;　　⑭ 输液巡视卡,1张;　　⑮ 输液架,1个;

⑯ 笔,1支。

（二）操作流程

详见思维导图 10 - 1（见第 123 页）。

（三）注意事项

（1）选择粗直、弹性好、易于固定的静脉,避开关节和静脉瓣,下肢静脉不应作为成年人穿刺血管的常规部位。

（2）输注 2 种以上药液时,注意药物间的配伍禁忌。

（3）应根据病情需要合理安排输液顺序,并根据治疗原则,按急、缓及药物半衰期等情况合理分配药物。

（4）输液过程中要加强巡视,耐心听取患者的主诉;严密观察输液部位的皮肤有无肿胀,针头有无脱出、阻塞、移位,输液管有无扭曲、受压以及输液滴速是否适宜,并及时处理输液故障。

（5）不应在输液侧肢体上端使用血压袖带和止血带。

（6）长期输液者,注意合理使用和保护静脉,一般从远端小静脉开始穿刺。

（7）刺激性药物不应选用外周浅静脉钢针穿刺输液。

（8）以下情况不应选用外周静脉输液:持续腐蚀性药物治疗、胃肠外营养、渗透压超过 900 mmol/L 的液体药物。

（四）操作评分标准

详见表 10 - 1。

表 10 - 1　周围浅静脉输液术评分标准

项　　目	分值	操　作　要　点	标准分
仪容仪表	5	服装、鞋帽整洁	1
		头发整洁,指甲平齐	2
		仪表大方,举止端庄	2
评估	5	核对医嘱、治疗单	2
		至病房核对患者信息,解释说明操作目的	1
		评估患者注射肢体、部位、血管情况及配合程度,洗手	2
操作前准备	10	环境整洁,擦拭盘、台、车;洗手、戴口罩	2
		备齐用物、药品并检查质量	5
		核对治疗单、输液卡和输液瓶贴（双人核对并签名）	3
操作中	50	【计时开始】倒贴输液瓶贴,避开刻度和药名标签	2
		加药,并在治疗单、瓶贴加药者处签名	5
		插输液导管	2
		至床旁核对患者信息,解释沟通	3
		挂瓶,排气至空气滤过器,检查输液器中有无气泡	5

项　目	分值	操　作　要　点	标准分
操作中	50	备输液贴、胶布	1
		确认注射部位及血管、消毒、扎止血带	5
		再次核对，第二次排气至针尖，检查无气泡，取下针帽	4
		进针（嘱握拳、绷紧皮肤）	4
		三松一看：松拳、松止血带、松调节器开关，看茂菲氏滴管点滴是否通畅	5
		三固定：固定针柄、穿刺点、针头延长管	3
		调节滴速，记录输液卡，各执行单签名，再次核对[1]	5
		协助取安全舒适体位，撤回止血带等，洗手【计时结束】	3
		观察穿刺后患者反应、穿刺部位局部情况，宣教注意事项	3
拔针	10	核对身份信息，关小输液器开关	2
		拔针，同时关闭输液器开关，按压穿刺点上方	5
		取下输液卡，记录输液结束时间，并签名	3
操作后处理	5	操作中正确分类处理用物（损伤性医疗废弃物避免二次处理）	2
		洗手、脱口罩	1
		记录各类护理单	2
效果评价	10	操作时间≤12 min，每超过30 s扣1分	4
		输液针头固定稳妥、安全，滴速控制符合患者治疗需要	3
		查对严格，无菌观念强	3
素养评价	5	向患者解释语言柔和恰当，态度和蔼可亲	2
		指导患者配合有效，询问患者感受，关心患者	2
		合理运用体现人文关怀的非语言沟通技巧	1
总分	100		100

注：[1] 用错药品、用错剂量或使用失效药，本次操作判为"不及格"。

常见问题的预防与处理 ●

（一）静脉炎

1. 预防

（1）严格执行无菌原则。

（2）选择合适的部位及血管，有计划地更换注射部位。严禁在瘫痪肢体进行静脉穿刺和补液，输液最好选用上肢静脉。

周围浅静脉输液术

操作前评估与准备

素质要求
服装鞋帽整洁，指甲平齐，仪表举止端庄，态度和蔼可亲，语言柔和恰当

★核对
持医嘱单及治疗单，双人核对（患者姓名、床号、药名、浓度、剂量、方法、有效期、执行时间）

核对治疗单与床头卡（科室/病区、床号、姓名、年龄/出生年月、住院号）、治疗单与床号、反向询问患者姓名床号、核对治疗单与手腕带

环境评估
安静整洁、光线充足、温湿度适宜、30 min 内无人打扫

★评估
"李先生，你好，我是你的责任护士，由于（因病人情况而定），医生给你配了一些生理盐水需要静脉输液，目的是改善你现有的不适症状，补充水分和一些电解质。在正式操作之前需要进行一些评估，请不要紧张配合我的操作"

自我介绍，并解释操作目的

评估患者
询问患者选择哪一侧手输液，是否有药物过敏史→检查患者病情况，皮肤有无瘢痕、皮疹、破损、红肿，示意患者活动手部，活动度是否良好→选择血管（粗直有弹性、不易滑动、易固定，注意避开关节、静脉瓣处的静脉）轻按询问患者是否有压痛，解释输液时间可能比较长，询问是否需要配合患者去卫生间

三擦盘、台、车
洗手、戴口罩

★备齐用物&检查用物
- 3 条 3M 指示带已变色，内容物充实，在有效期内 —— 酒精棉球
- 3 条 3M 指示带已变色，在有效期内 —— 无菌持物钳
- 安尔碘在有效期内 —— 安尔碘
- 棉签外包装无破损无漏气，观察棉签头部无霉点，在有效期内 —— 砂轮、无菌棉签
- 弹性良好，无老化无断裂 —— 止血带
- 包装完整，无潮湿无破损，在有效期内 —— 检查输液贴
- 一次性注射器 20 mL，外包装完整，无破损无潮湿，在有效期内 —— 注射器
- 外包装完整，无破损无潮湿，在有效期内 —— 输液器
- 药名、剂量、浓度、有效期、瓶身拉环密封完好、瓶身无破损、静置对光溶液无变色、无沉淀、无絮状物、无霉菌 —— ★输液瓶
- 双人核对后在治疗单核对者处签名（操作前核对）
- 药名、剂量、浓度、有效期、瓶身无破损、对光溶液无变色、无沉淀、无絮状物 —— ★药液
- 双人核对后在治疗单核对者处签名（操作前核对）

操作过程

★药液抽吸

★核对
核对治疗单，转抄于输液瓶贴和巡视卡→在输液标贴上写加药的药名、浓度、剂量→双人核对，核对者治疗单上签名→将输液标贴倒贴于输液瓶上，注意不要遮盖原药液信息

消毒、掰安瓿
打开输液瓶盖，取一棉签蘸取安尔碘→以中心开始环形消毒→取一酒精棉球加盖

拆空针
打开注射器包装（左右手抵住注射器以防撕开包装时注射器掉落）→检查注射器，刻度清晰，抽吸功能良好，针头无勾无锈无弯曲

再次核对药品（药名、浓度、剂量、有效期、方法）

抽吸药液
大安瓿：左手拇指和示指夹持大安瓿，左手剩余手指和大鱼际肌夹持注射器→将针尖斜面朝下放入安瓿内的液面下→持活塞柄，抽动活塞→做到药液不余不漏不污染，针头不可触及安瓿外口

加药
以执笔式持注射器，对准输液瓶口三个孔中任意一个孔扎下去，注意固定针栓，推注药液→抽取等量空气，拔出注射器，取一酒精棉球加盖

再次核对，检查药液有无配伍禁忌→加药者在输液瓶贴、治疗单上签名

打开输液器包装，取出导管针头和排气针头→将两根针头同时扎入，插至根部（注意针尖斜孔避开，不要相对）→关闭调节器开关→倒扣输液瓶，输液器包装不拆→再次核对

注射前准备

操作前核对
携用物至病室，核对治疗单与输液瓶贴，患者姓名、床号、药名、浓度、剂量、有效期、方法、执行时间（治疗单与床头卡、床号、手腕带）

调整输液架位置，挂瓶

★第一次排气
打开输液器包装，检查输液器导管有无破损，旋紧空气过滤器和头皮针连接处

一手将茂非滴管倒置，提高滴管下端输液管，另一手打开调节器，使溶液流入茂非滴管内，当药液达到 1/3～1/2 满时，迅速转正滴管，使液体缓慢下降→待液体流入空气滤过器后（滤过器需水平放置）关闭调节器，检查导管内有无气泡

悬挂头皮针，注意茂非滴管不倒置

★注射前准备
备输液贴（3 条）有无菌敷料的一块不可直接取用，应放一旁待用

垫枕、扎止血带
将小垫枕置于输液肢体下方，在穿刺点上方 6 cm 处扎止血带，止血带的尾端向上，松紧度以能阻断静脉血流而不阻断动脉血流为宜→选取粗直有弹性，不易滑动，易固定的血管

消毒
取无菌棉签 2 根蘸取安尔碘溶液，以注射点为中心，由内向外螺旋式涂擦（不能留有空隙，不可来回涂擦）→待干，重复上述操作，进行第二遍消毒，消毒皮肤直径应≥5 cm（第二根棉签消毒面积不超过第一根范围）

操作中核对

★第二次排气
取悬挂的头皮针，打开调节器开关，将药液排至头皮针处→输液管下端无气泡时，关闭调节器，以头皮针排出一滴药液为宜

★进针
打开护针帽，嘱患者握拳→左手绷皮，右手持针以 15°～30°角沿静脉走向进针，见回血后再平行进针 0.5～1 cm（使针头斜面全部进入血管）

见回血后松止血带，嘱患者松拳，松调节器，查看茂非滴管点滴是否通畅

固定
取一输液贴固定针柄，再取有敷料的一块输液贴固定进针点，最后一个输液贴 U 形固定导管（注意导管之间不要交叉）

舒适放置穿刺部位肢体，取回止血带放于弯盘

取表看时间 数滴数（30 s）调节速速，记录输液巡视卡（用药时间、滴速、签名）

整理患者床单位，安置患者舒适体位

健康教育
交代患者不自行调节滴速、注意保护穿刺部位，不要按压、扭曲输液导管，如有输液部位肿胀、疼痛或全身不适及时打铃呼叫

操作后核对

操作后处理

处理用物
- 黑色生活垃圾：输液器、注射器包装袋
- 黄色医疗垃圾：棉签、棉球、注射器（不带针）
- 锐器盒：安瓿、注射器针头
- 浸泡消毒：止血带
- 高压蒸汽灭菌：注射盘、弯盘

三擦盘、台、车，洗手、脱口罩

记录，在医嘱单和治疗单上执行者处签名

拔针

核对患者身份信息，关小输液器开关

轻揭胶布（注意输液贴不要粘在针柄上，以防拔针引起疼痛）快速拔针，用输液贴或无菌棉签轻压穿刺点上方，按压 1～2 min 至无出血

取下输液卡，记录输液结束时间，并签名

洗手

正确处理用物
- 锐器盒：排气针头、头皮针头（剪刀剪下）
- 黄色医疗垃圾：导管、输液瓶（毁型）

洗手、脱口罩

图 10-1 周围浅静脉输液术思维导图

（3）严格控制药物浓度及输液速度，特别是刺激性药物。刺激性药物用药前、后均需用生理盐水冲管。

（4）严格掌握药物配伍禁忌。

2．处理

（1）立即停止在此静脉注射，将患肢抬高、制动。

（2）遵医嘱理疗或药物外敷。

（3）若合并全身感染，遵医嘱应用抗生素治疗。

（二）药液外渗

1．预防

（1）选择合适的穿刺部位及血管，刺激性用药需用等渗盐水静脉引导穿刺。

（2）穿刺成功后妥善固定，确定针头在血管内再输注药液。

（3）输液过程加强巡视，及时评估输液管道是否通畅，以及是否存在内渗、外渗的症状、体征。评估方法包括观察、触诊、冲管阻力、抽回血及听取患者的疼痛主诉。

（4）输液时间超过 4 h 者，不宜选用钢针输液。

2．处理

（1）如发生药液外渗，立即停止注射，重新穿刺。

（2）因外渗造成局部疼痛、肿胀者，应根据注射药液的性质进行对症处理。详见第七章第四节静脉注射术。

（3）药物外渗超过 24 h 未恢复，皮肤由苍白转为暗红，禁止热敷。

（4）组织发生坏死，妥善处理创面，预防感染。

（三）疼痛

1．预防

（1）输注对血管有刺激性药液时，可选用大血管穿刺，减慢输液速度以减少刺激。

（2）输液过程加强巡视，以防药液外漏。

2．处理

（1）可局部热敷，抬高输液肢体，缓解疼痛。

（2）因药物渗出引起的肿胀疼痛，可根据药物特性使用相应拮抗剂局部封闭治疗，或予活血化瘀等药液外敷减缓疼痛。

（四）神经损伤

1．预防

（1）刺激性用药需用等渗盐水静脉引导穿刺。输液过程中观察药液有无外漏。

（2）尽可能选择手背静脉行静脉穿刺，依据患者营养状况及血管暴露情况，调整进针深度及角度。长期输液者，有计划地更换注射部位。

2．处理

（1）若患者发生感觉异常症状，如放射性电气疼痛、刺痛、灼痛、刺感或麻木，应立即停止穿刺或输液。

（2）发生神经损伤后，患者不宜过多活动，遵医嘱使用理疗或药物治疗。

（五）空气栓塞

1．预防

（1）输液前，检查输液装置连接是否紧密。穿刺前排尽输液管及针头内空气。

（2）输液过程加强巡视，及时更换或添加药液，输液完成后及时拔针。

2. 处理

（1）立刻采取必要的措施以阻止更多的空气进入血流之中，如关闭、折叠和夹住现有的导管。

（2）病情允许情况下，立即将患者置于左侧头低足高位。

（3）给予高流量吸氧，严密观察患者病情变化。

（六）发热反应

1. 预防

（1）操作前，严格检查物品质量及有效期。

（2）操作中，严格遵守无菌操作原则。

（3）合理用药，注意配伍禁忌。

（4）输液过程加强巡视，保证针头固定良好，输液速度适宜。

2. 处理

（1）发热反应轻者，应减慢输液速度，注意保暖，可配合针刺治疗。

（2）发热反应严重者，应停止输液，对症治疗，遵医嘱给予抗过敏及激素药物治疗。保留输液器具和溶液送化验检查。

（七）急性肺水肿

1. 预防

（1）严格控制输液速度，避免速度过快，尤其是老人、小儿及心脏病患者。

（2）输液过程加强巡视，避免因体位改变造成输液速度变化。

2. 处理

（1）立即减慢或停止输液。

（2）病情允许情况下，体位采取端坐位，双腿下垂。

（3）高浓度给氧，最好20％～30％乙醇湿化后吸入。

（4）遵医嘱酌情给予强心剂、利尿剂。

（八）血栓栓塞

1. 预防

（1）避免长期大量输液。

（2）严格遵守无菌操作原则，注意操作规范性，如正确切割安瓿、正确抽吸药液。

（3）可使用输液终端滤器滤除液体中的微粒。

2. 处理

（1）抬高患肢、制动，停止在患肢输液。

（2）局部热敷，可遵医嘱行理疗，严重者需手术取出栓子。

（九）穿刺失败

1. 预防

（1）耐心沟通解释，尽量取得患者配合。

（2）做好患者及血管评估，选择适宜针头。

（3）规范操作，注射的角度与深度准确。

2. 处理

（1）主动与患者沟通，取得谅解。

（2）评估穿刺失败原因，重新选择合适血管穿刺。

（3）局部有效按压，避免血肿。

实操后反思

（1）在输液过程中，哪些患者要适当减慢输液速度？

（2）哪些情况下患者需加压、快速输液？

（3）在患者输液过程中，护士要加强巡视，主要的观察要点是什么？

（4）如何根据溶液量、输液速度以及输液导管点滴系数计算输液耗时？

（5）常见输液故障有哪些？ 如何进行排除？

第二节·静脉留置针输液术

静脉留置针输液术（infusion via indwelling venous catheter）是将静脉留置针或套管针留置在静脉内保留静脉通路的方法。因静脉留置针质地柔软，对血管内膜机械刺激小，在血管内可留置 3～5 天，避免了反复血管穿刺给患者带来的痛苦，被临床广泛应用于急救和给药，尤其适用于长期输液、年老、衰弱、血管穿刺困难的患者。

学习目标

（一）识记

（1）能正确阐述静脉留置针输液操作前的评估内容。

（2）能正确阐述常用的封管液名称和浓度。

（3）能正确阐述留置针延长管和肝素帽的固定方式。

（二）理解

（1）能比较一般静脉输液与静脉留置输液之间的区别。

（2）能用自己的语言解释外周静脉留置针置管期间的注意事项。

（三）运用

（1）能独立完成静脉留置针输液术，做到认真负责、关爱患者、沟通有效、方法正确、步骤有序、过程完整、操作规范、效果确实。

（2）能规范实施外周静脉留置针冲管和封管。

操作过程

（一）用物准备

除本章第一节周围静脉输液术外，另备：

① 静脉留置针，1 根；　　② 无菌透明敷贴，1 张；　　③ 10 mL 注射器（内含封管液），1 套。

（二）操作流程

详见思维导图 10 - 2（见下页）。

（三）注意事项

除本章第一节周围静脉输液术注意事项外，还有以下事项需要注意：

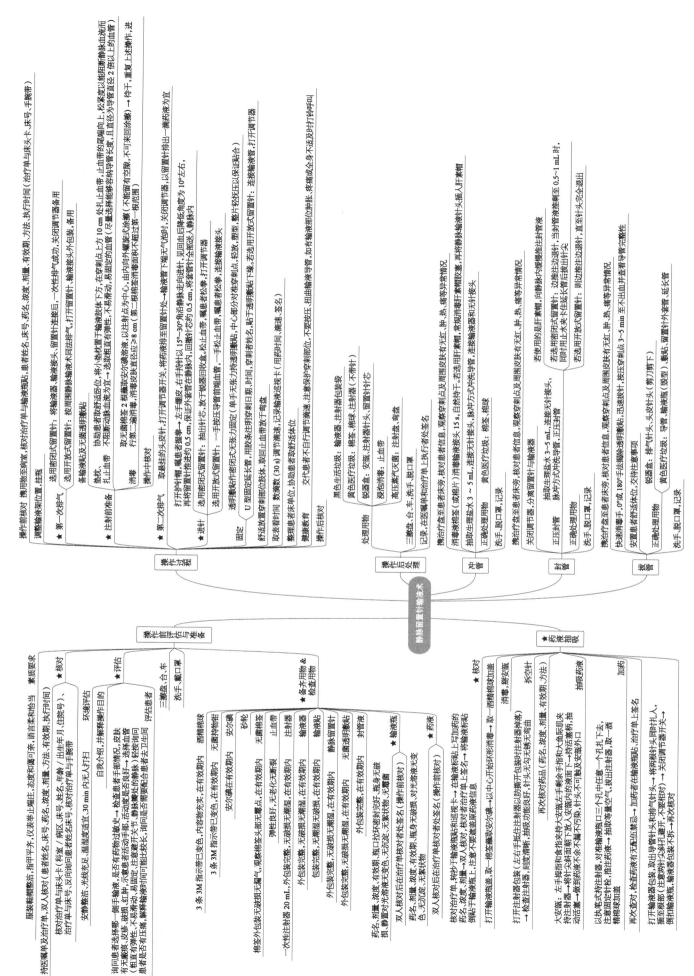

图 10 - 2　静脉留置针输液术思维导图

（1）在满足治疗和患者需要的前提下，选择管径最细的外周静脉留置针，大多数情况选用 20～24 G。

（2）当需要快速补液或输血，如患者有外伤，或在造影剂射线照相研究中使用有孔导管时，建议使用一个更大管径的导管（16～20 G）。

（3）穿刺部位和血管的选择，应与治疗需要及外周静脉留置针的外径和长度匹配。包括以下方面的评估：患者身体状况、年龄、诊断和并发症；置管部位血管的条件；穿刺部位周围的情况；预期穿刺部位皮肤的条件；静脉穿刺和置管史；输液治疗的类型、持续时间和患者对血管通路装置部位的意愿。成年患者首选上肢的背侧和内侧面，如掌背静脉、头静脉、贵要静脉和正中静脉。

（4）无菌透明敷贴采用无张力粘贴，以进针点为圆心向四周抚平敷贴，中间不留空隙和气泡。延长管 U 型固定，头端高举平台法固定，肝素帽/接头位置高于导管尖端。

（5）如果患者出汗多，或局部有出血或渗血，可选用纱布敷料。

（6）尽量避免置有留置针的肢体下垂，防止回血堵塞针头。无针接头或肝素帽内有血液残留或完整性受损应立即更换。

（7）敷料、无针接头、肝素帽的更换及固定均应以不影响观察为基础。

（8）在冲管和封管之前，应对连接表面进行消毒。

（9）每次输液前或结束输液时，需全面评估留置针是否符合输液需要以及是否存在并发症的危害，采用规范的脉冲式冲管或封管技术。

（10）发生留置针相关并发症，应拔管重新穿刺，留置针保留时间根据产品使用说明和患者情况而定。

（四）操作评分标准

详见表 10-2。

表 10-2　静脉留置针输液术评分标准

项　目	分值	操　作　要　点	标准分
仪容仪表	5	服装、鞋帽整洁	1
		头发整洁，指甲平齐	2
		仪表大方，举止端庄	2
评估	5	核对医嘱、治疗单	2
		至病房核对患者信息，解释说明操作目的	1
		评估患者注射肢体、部位、血管情况及配合程度，洗手	2
操作前准备	10	环境整洁，擦拭盘、台、车；洗手、戴口罩	2
		备齐用物、药品并检查质量	5
		核对治疗单、输液卡和输液瓶贴（双人核对并签名）	3
操作中	50	【计时开始】倒贴输液瓶贴，避开刻度和药名标签	2
		加药，并在治疗单、瓶贴加药者处签名	5

续 表

项 目	分值	操 作 要 点	标准分
操作中	50	插输液导管	2
		至床旁核对患者信息,解释沟通	3
		挂瓶,排气至空气滤过器,检查输液器中有无气泡	5
		准备好透明贴膜及输液贴	1
		确认注射部位及血管、消毒、扎止血带	5
		再次核对,第二次排气至针尖,检查无气泡,取下针帽	4
		进针(嘱握拳、绷紧皮肤)	3
		保证外套管在静脉内,回撤针芯部送入静脉内,抽出针芯,放于锐器回收盒	3
		三松一看:松拳、松止血带、松调节器开关,看茂菲氏滴管点滴是否通畅	3
		透明敷贴作密闭式无张力固定,并注明置管日期和时间	3
		调节滴速,记录输液卡,各执行单签名,再次核对[1]	5
		协助取安全舒适体位,撤回止血带等,洗手【计时结束】	3
		观察穿刺后患者反应、穿刺部位局部情况,宣教注意事项	3
封管	10	核对身份信息,观察穿刺点及局部皮肤情况	3
		关闭调节器,分离留置针和输液器。将有封管液的输液器与输液针头相连	3
		正压封管方法封管	4
操作后处理	5	操作中正确分类处理用物(损伤性医疗废弃物避免二次处理)	2
		洗手、脱口罩	1
		记录各类护理单	2
效果评价	10	操作时间≤12 min,每超过30 s扣1分	4
		输液针头固定稳妥、安全,滴速控制符合患者治疗需要	3
		查对严格、无菌观念强	3
素养评价	5	向患者解释语言柔和恰当,态度和蔼可亲	2
		指导患者配合有效,询问患者感受,关心患者	2
		合理运用体现人文关怀的非语言沟通技巧	1
总分	100		100

注:[1]用错药品、用错剂量或使用失效药,本次操作判为"不及格"。

常见问题的预防与处理

除本章第一节周围静脉输液术常见问题外,还有以下与留置针相关的常见问题:

（一）导管堵塞

1. 预防

（1）在静脉高营养输液后应彻底冲洗管道,每次输液完毕应正确封管。

（2）根据患者的具体情况,选择合适的封管液浓度及用量,并注意推注速度不可过快。

（3）采取正压封管,即边推注边封管边夹紧留置针塑料管上的夹子,夹子尽量夹在塑料管的近心端。

2. 处理

（1）发生堵塞时,切记不能用注射器推液,正确的方法是回抽,以免将凝固的血栓推进血管内导致其他并发症的发生。

（2）重新选择血管穿刺。

（二）导管脱出

1. 预防

（1）妥善固定导管,延长管应弧形固定,以利于导管受外力牵拉时有一定的余地。

（2）在更换敷料时应向心揭开敷料。

（3）加强宣教,指导患者置管侧肢体勿负重或过度活动。

（4）神志不清者,根据情况做好约束,以免把针头拔出。

2. 处理

（1）局部有效按压,避免血肿。

（2）更换导管,重新选择血管穿刺。

实操后反思

（1）选择外周静脉留置针穿刺部位时需要从哪几方面进行评估?

（2）如何规范实施外周静脉留置针冲管和封管?

（3）如何向患者宣教外周静脉留置针置管期间的注意事项?

（4）张贴和更换无菌透明敷贴要求有哪些? 为什么?

第三节 · 输液泵/微量注射泵使用

输液泵（infusion pump）是机械或电子的输液控制装置,通过作用于输液导管达到控制输液速度的目的。微量注射泵（micro pump）是一种新型泵力仪器,能根据医嘱要求将注射器内的药液以精确、微量、均匀、持续的方式,经静脉留置通道泵入患者体内,以保持有效血药浓度。常用于需要均匀、精确、持续地控制用药量或输液速度时,如静脉滴入血管活性药、抗心律失常药、麻醉药以及危重症、心血管疾病患者抢救治疗时。

学习目标

（一）识记

（1）能正确阐述使用输液泵/微量注射泵的目的及其特点。

（2）能正确阐述输液泵报警常见的原因。

（二）理解

（1）能用自己的语言解释输液泵和微量注射泵的使用方法及参数设置。

（2）能用自己的语言解释输液泵和微量注射泵各种警报故障原因及故障排除方法。

（三）运用

能独立完成输液泵和微量注射泵的使用，做到认真负责、关爱患者、沟通有效、方法正确、步骤有序、过程完整、操作规范、效果确实。

操作过程

（一）用物准备

① 注射盘，1 套；　② 50 mL 注射器，1 个；　③ 棉签，1 包；

④ 弯盘，1 个；　⑤ 输液溶液及药液，按医嘱备；　⑥ 安尔碘，1 瓶；

⑦ 无菌巾包，1 个；　⑧ 止血带，1 根；　⑨ 治疗盘，1 个；

⑩ 输液敷贴，适量；　⑪ 输液器，1 个；　⑫ 静脉留置针，1 个；

⑬ 输液瓶贴，1 张；　⑭ 输液巡视卡，1 张；　⑮ 输液架，1 个；

⑯ 秒表，1 只；　⑰ 输液泵/微量注射泵，1 台；　⑱ 笔，1 支；

⑲ 延长管，1 根。

（二）操作流程

详见思维导图 10-3（见下页）。

（三）注意事项

除本章第一节静脉输液的注意事项外，还有以下事项需要注意：

（1）使用输液泵/微量注射泵时宜单独建立输液通道，切勿在同一静脉留置针肝素帽处插入 2～3 个通道。

（2）正确设定输液泵/微量注射泵的速度及其他必要参数，避免设定错误。

（3）详细记录输液泵/微量注射泵使用的起始时间、输液总量、输液速度以及输入液体种类、药物名称及剂量。使用过程中要经常巡视，注意实际速度与设定速度是否一致、注射部位有无外渗及接头脱落等。

（4）输液泵/微量注射泵一旦发生报警情况，应及时查找原因进行处理。

（5）严格无菌操作，使用 24 h 需要更换输液器/注射器和泵管，疑有管道污染及时更换。

（6）输液肢体避免大幅度活动，防止输液管道因牵拉而脱出。

（7）发生故障不能解除时，则应手动调节输液滴速/手动推注药液，并迅速启用备用输液泵/微量注射泵。

（8）遇突然停电，需及时检查输液泵/微量注射泵工作是否正常，输注速度是否准确。

（9）定期对输液泵/微量注射泵进行检查及保养。

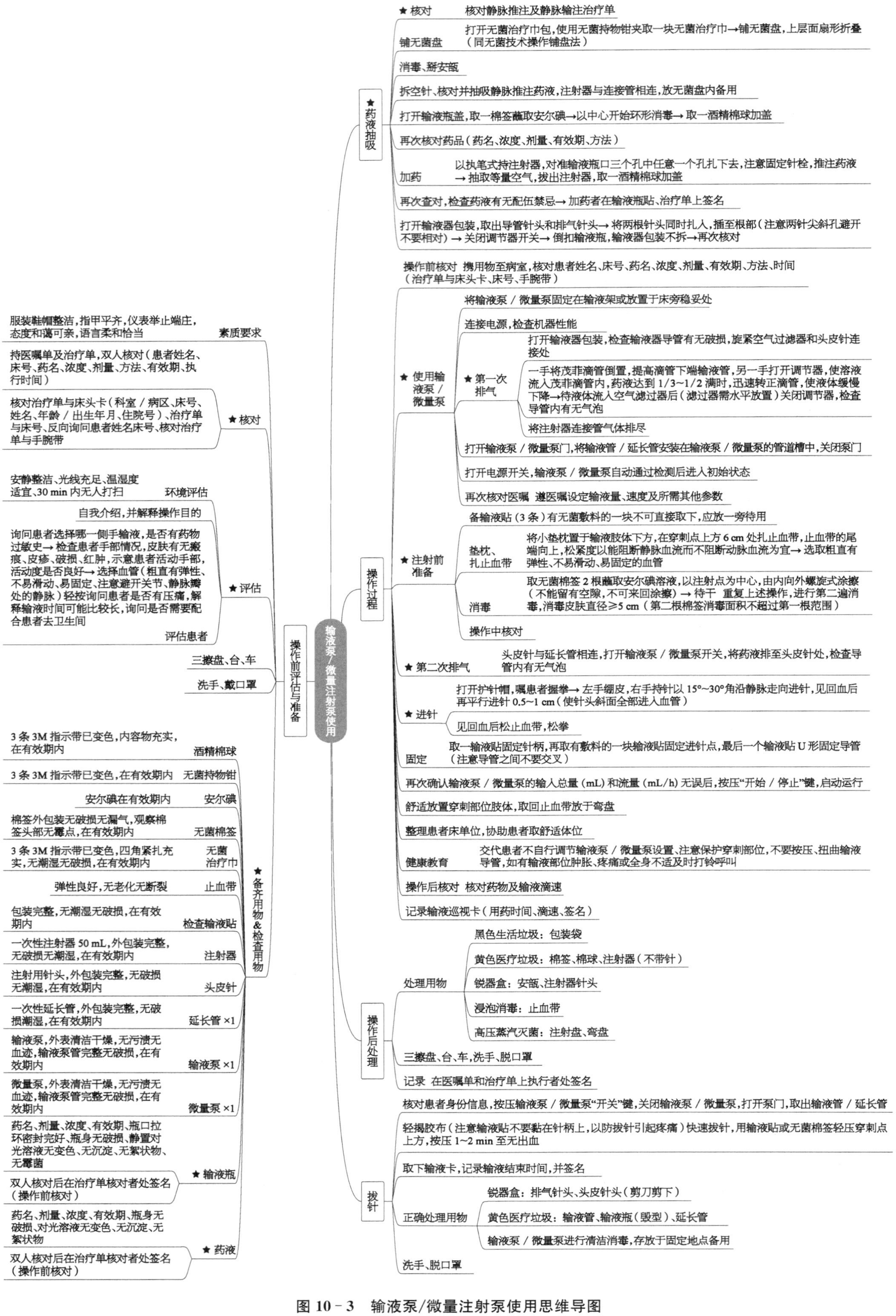

输液泵/微量注射泵使用

输液泵/微量注射泵使用

操作前评估与准备

素质要求
服装鞋帽整洁，指甲平齐，仪表举止端庄，态度和蔼可亲，语言柔和恰当

★核对
- 持医嘱单及治疗单，双人核对（患者姓名、床号、药名、浓度、剂量、方法、有效期、执行时间）
- 核对治疗单与床头卡（科室／病区、床号、姓名、年龄／出生年月、住院号）、治疗单与床头卡、反向询问患者姓名床号、核对治疗单与手腕带

★评估
- 环境评估：安静整洁、光线充足、温湿度适宜、30 min 内无人打扫
- 自我介绍，并解释操作目的
- 评估患者：询问患者选择哪一侧手输液，是否有药物过敏史→检查患者手部情况，皮肤有无瘢痕、皮疹、破损、红肿，示意患者活动手部，活动度是否良好→选择血管（粗直有弹性、不易滑动、易固定，注意避开关节、静脉瓣处的静脉）轻按询问患者是否有压痛，解释输液时间可能比较长，询问是否需要配合患者去卫生间

- 三擦盘、台、车
- 洗手、戴口罩

★备齐用物&检查用物
- 酒精棉球：3 条 3M 指示带已变色，内容物充实，在有效期内
- 无菌持物钳：3 条 3M 指示带已变色，在有效期内
- 安尔碘：安尔碘在有效期内
- 无菌棉签：棉签外包装无破损无漏气，观察棉签头部无霉点，在有效期内
- 无菌治疗巾：3 条 3M 指示带已变色，四角紧扎充实，无潮湿无破损，在有效期内
- 止血带：弹性良好，无老化无断裂
- 检查输液贴：包装完整，无潮湿无破损，在有效期内
- 注射器：一次性注射器 50 mL，外包装完整，无破损无潮湿，在有效期内
- 头皮针：注射用针头，外包装完整，无破损无潮湿，在有效期内
- 延长管×1：一次性延长管，外包装完整，无破损潮湿，在有效期内
- 输液泵×1：输液泵，外表清洁干燥，无污渍无血迹，输液泵管完整无破损，在有效期内
- 微量泵×1：微量泵，外表清洁干燥，无污渍无血迹，输液泵管完整无破损，在有效期内
- ★输液瓶：药名、剂量、浓度、有效期、瓶口拉环密封完好、瓶身无破损、静置对光溶液无变色、无沉淀、无絮状物、无霉菌；双人核对后在治疗单核对者处签名（操作前核对）
- ★药液：药名、剂量、浓度、有效期、瓶身无破损、对光溶液无变色、无沉淀、无絮状物；双人核对后在治疗单核对者处签名（操作前核对）

操作过程

★药液抽吸
- ★核对：核对静脉推注及静脉输注治疗单
- 铺无菌盘：打开无菌治疗巾包，使用无菌持物钳夹取一块无菌治疗巾→铺无菌盘，上层面扇形折叠（同无菌技术操作铺盘法）
- 消毒、掰安瓿
- 拆空针、核对并抽吸静脉推注药液，注射器与连接管相连，放无菌盘内备用
- 打开输液瓶盖，取一棉签蘸取安尔碘→以中心开始环形消毒→取一酒精棉球加盖
- 再次核对药品（药名、浓度、剂量、有效期、方法）
- 加药：以执笔式持注射器，对准输液瓶口三个孔中任意一个孔扎下去，注意固定针栓，推注药液→抽取等量空气，拔出注射器，取一酒精棉球加盖
- 再次查对，检查药液有无配伍禁忌→加药者在输液瓶贴、治疗单上签名
- 打开输液器包装，取出导管针头和排气针头→将两根针头同时扎入，插至根部（注意两针尖斜孔避开不要相对）→关闭调节器开关→倒扣输液瓶，输液器包装不拆→再次核对

★操作前准备
- 操作前核对：携用物至病室，核对患者姓名、床号、药名、浓度、剂量、有效期、方法、时间（治疗单与床头卡、床号、手腕带）

★使用输液泵／微量泵
- 将输液泵／微量泵固定在输液架或放置于床旁稳妥处
- 连接电源，检查机器性能
- 第一次排气：
  - 打开输液器包装，检查输液器导管有无破损，旋紧空气过滤器和头皮针连接处
  - 一手将茂菲滴管倒置，提高滴管下端输液管，另一手打开调节器，使溶液流入茂菲滴管内，液体达到 1/3~1/2 满时，迅速转正滴管，使液体缓慢下降→待液体流入空气滤过器后（滤过器需水平放置）关闭调节器，检查导管内有无气泡
  - 将注射器连接管气体排尽
- 打开输液泵／微量泵门，将输液管／延长管安装在输液泵／微量泵的管道槽中，关闭泵门
- 打开电源开关，输液泵／微量泵自动通过检测后进入初始状态
- 再次核对医嘱，遵医嘱设定输液量、速度及所需其他参数

★注射前准备
- 备输液贴（3 条）有无菌敷料的一块不可直接取下，应放一旁待用
- 垫枕、扎止血带：将小垫枕置于输液肢体下方，在穿刺点上方 6 cm 处扎止血带，止血带的尾端向上，松紧度以能阻断静脉血流而不阻断动脉血流为宜→选取粗直有弹性、不易滑动、易固定的血管
- 消毒：取无菌棉签 2 根蘸取安尔碘溶液，以注射点为中心，由内向外螺旋式涂擦（不能留有空隙，不可来回涂擦）→待干 重复上述操作，进行第二遍消毒，消毒皮肤直径≥5 cm（第二根棉签消毒面积不超过第一根范围）
- 操作中核对

★第二次排气
头皮针与延长管相连，打开输液泵／微量泵开关，将药液排至头皮针处，检查导管内有无气泡

★进针
- 打开护针帽，嘱患者握拳→左手绷皮，右手持针以 15°~30°角沿静脉走向进针，见回血后再平行进针 0.5~1 cm（使针头斜面全部进入血管）
- 见回血后松止血带，松拳

固定
取一输液贴固定针柄，再取有敷料的一块输液贴固定进针点，最后一个输液贴 U 形固定导管（注意导管之间不要交叉）

- 再次确认输液泵／微量泵的输入总量（mL）和流量（mL/h）无误后，按压"开始／停止"键，启动运行
- 舒适放置穿刺部位肢体，取回止血带放于弯盘
- 整理患者床单位，协助患者取舒适体位
- 健康教育：交代患者不自行调节输液泵／微量泵设置，注意保护穿刺部位，不要按压、扭曲输液导管，如有输液部位肿胀、疼痛或全身不适及时打铃呼叫
- 操作后核对 核对药物及输液滴速
- 记录输液巡视卡（用药时间、滴速、签名）

操作后处理

处理用物
- 黑色生活垃圾：包装袋
- 黄色医疗垃圾：棉签、棉球、注射器（不带针）
- 锐器盒：安瓿、注射器针头
- 浸泡消毒：止血带
- 高压蒸汽灭菌：注射盘、弯盘

- 三擦盘、台、车、洗手、脱口罩
- 记录 在医嘱单和治疗单上执行者处签名

拔针
- 核对患者身份信息，按压输液泵／微量泵"开关"键，关闭输液泵／微量泵，打开泵门，取出输液管／延长管
- 轻揭胶布（注意输液贴不要黏在针柄上，以防拔针引起疼痛）快速拔针，用输液贴或无菌棉签轻压穿刺点上方，按压 1~2 min 至无出血
- 取下输液卡，记录输液结束时间，并签名
- 正确处理用物：
  - 锐器盒：排气针头、头皮针头（剪刀剪下）
  - 黄色医疗垃圾：输液管、输液瓶（毁型）、延长管
  - 输液泵／微量泵进行清洁消毒，存放于固定地点备用
- 洗手、脱口罩

图 10-3 输液泵/微量注射泵使用思维导图

（四）操作评分标准

详见表 10-3。

表 10-3 输液泵/微量注射泵评分标准

项 目	分值	考 核 要 点	标准分
仪容仪表	5	服装、鞋帽整洁	1
		头发整洁，指甲平齐	2
		仪表大方，举止端庄	2
评估	10	根据病情，做好解释	3
		评估输液通道留置状态（穿刺部位、血管、针头固定等）	5
		评估患者配合程度	2
操作前准备	5	检查输液泵/微量注射泵性能	2
		备齐操作用物	1
		洗手、戴口罩	2
操作中	60	认真查对医嘱	5
		患者体位舒适，安全【计时开始】	5
		再次核对医嘱及输液治疗计划	5
		正确固定输液泵/微量注射泵	5
		连接电源，输液管置于输液泵槽内	5
		输液泵与输液器/微量注射泵与注射器安装正确	5
		输液管/注射器连接管气体排尽	5
		消毒、连接、固定正确	5
		正确设置输入总量（mL）、流量（mL/h）	5
		确认报警设置开启	2
		调整输液泵/微量注射泵，启动运行	5
		认真观察患者输液后反应【计时结束】	5
		协助患者取舒适体位，整理床单位，洗手	3
操作后处理	5	处理用物方法正确，洗手，记录	5
效果评价	10	操作规范，参数设置符合输液计划，仪器安装稳妥	4
		患者无不适反应，能理解仪器使用期间配合要点	2
		查对严格、无菌观念强	2
		操作时间≤12 min，每超过30 s扣1分	2

项　目	分值	考　核　要　点	标准分
素养评价	5	向患者解释,语言柔和恰当,态度和蔼可亲	2
		指导患者配合有效,询问患者感受,关心患者	2
		合理运用体现人文关怀的非语言沟通技巧	1
总分	100		100

常见问题的预防与处理

除本章第一节静脉输液的常见问题外,还有以下与输液泵相关的常见问题:

(一)气泡报警

1. 预防

(1)注意排空管路中的气泡。

(2)加强巡视,及时更换已输空的溶液瓶或溶液袋。

2. 处理

(1)先关闭静脉通道,排净气泡后再重新开放静脉通道,启动输液。

(2)若是输液瓶或输液袋已空,遵医嘱及时更换补液或停止输液。

(二)阻塞报警

1. 预防

(1)按照操作流程,正确打开调节器开关。

(2)避免针头或输液管堵塞。

(3)正确放置输液管路,注意不要扭曲折叠。

2. 处理

(1)检查调节器开关是否打开。

(2)检查针头或输液管是否堵塞,保持输液通畅。

(3)检查是否正确放置输液管路,避免扭曲折叠。

(三)泵门报警

1. 预防

(1)正确放置输液管路。

(2)关好泵门。

2. 处理

(1)打开泵门,重新正确放置输液泵管路。

(2)将泵门关闭。

(四)电池低电压报警

1. 预防

(1)输液泵本身带有蓄电池应定期充电,使其处于饱和状态。

(2)连接好输液泵电源。

2. 处理

（1）正确连接外部电源。

（2）根据需要及时报修或更换输液泵/微量注射泵。

实操后反思

（1）输液泵报警的原因有哪些？

（2）输液泵报警应该如何处理？

（3）多管路使用微量注射泵给药时，如何确保安全？

第四节·静 脉 输 血 术

静脉输血（blood transfusion）是将全血或血液成分通过静脉输入体内的方法，是治疗外伤、失血、感染等疾病引起的血液成分丢失和血容量降低的临床救治重要措施。临床上采用的静脉输血术包括间接静脉输血术（indirect venous blood transfusion）和直接静脉输血术（direct venous blood transfusion）。目前临床最常用的输血方法是间接静脉输血术，即将血液通过输血器按静脉输液术输注给患者的方法。

学习目标

（一）识记

（1）能正确阐述输血的"三查八对"。

（2）能正确阐述急性溶血反应的临床表现。

（3）能正确阐述静脉输血的目的和适应证。

（二）理解

（1）能用自己的语言解释如何进行血液质量检查。

（2）能用自己的语言解释如何做好输血前的评估。

（三）运用

（1）能在指导下正确实施间接静脉输血术的操作，做到严格查对、方法正确、步骤完整。

（2）能正确鉴别常见的输血反应。

操作过程

（一）用物准备

① 静脉输液用物，1套；　　② 一次性输血器，1副；　　③ 血液或血制品，按医嘱备；

④ 生理盐水，适量。

（二）操作流程

详见思维导图10-4（见下页）。

（三）注意事项

（1）严格按照输血查对制度和输血安全管理制度认真执行。输血前必须经两人共同核对无误后方可输入。

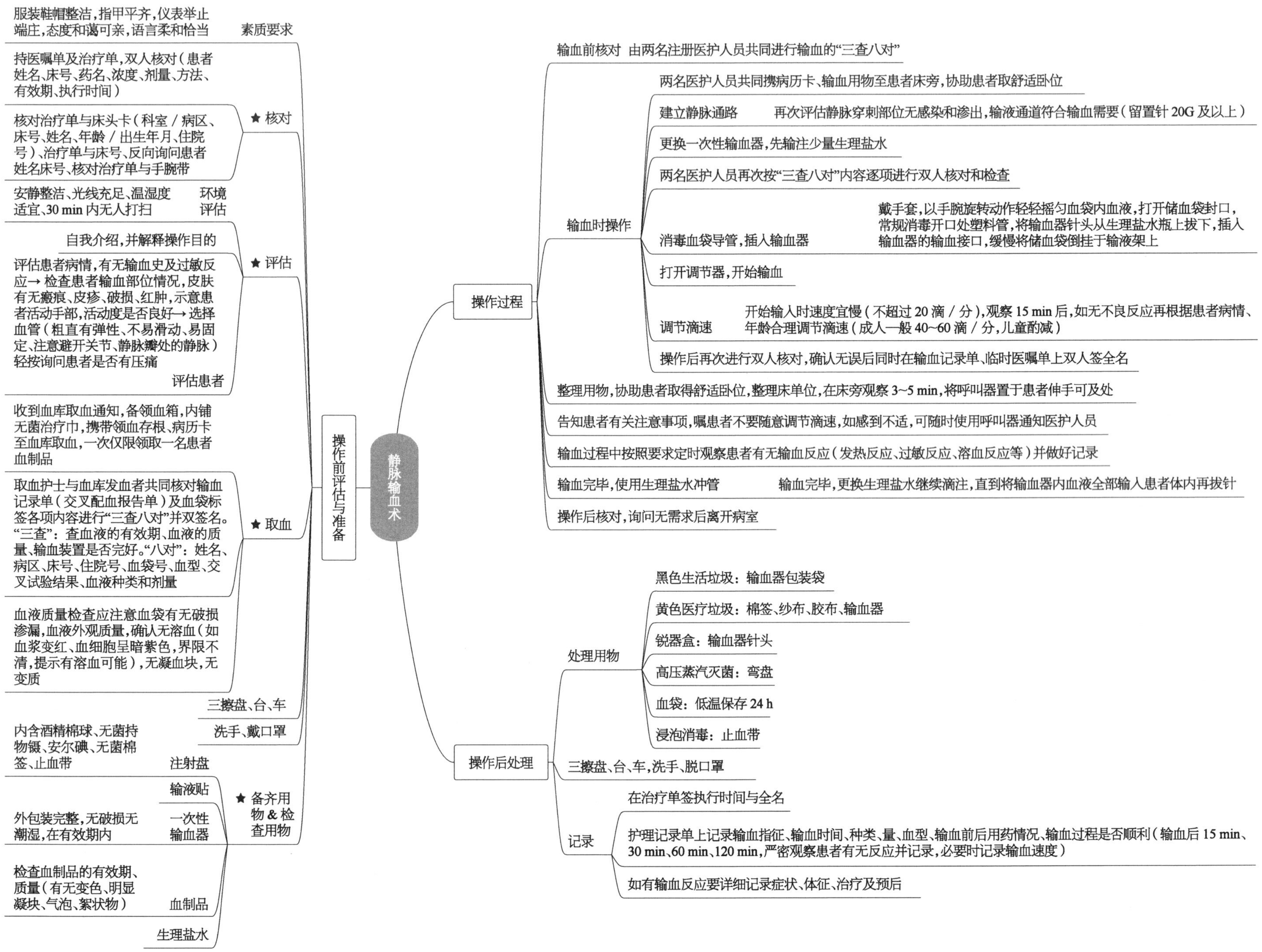

静脉输血术

操作前评估与准备

素质要求
服装鞋帽整洁，指甲平齐，仪表举止端庄，态度和蔼可亲，语言柔和恰当

★ 核对
持医嘱单及治疗单，双人核对（患者姓名、床号、药名、浓度、剂量、方法、有效期、执行时间）

核对治疗单与床头卡（科室/病区、床号、姓名、年龄/出生年月、住院号）治疗单与床号，核对治疗单与患者腕带

环境评估
安静整洁，光线充足，温湿度适宜，30 min 内无人打扫

评估
自我介绍，并解释操作目的

评估患者病情，有无输血史及过敏反应→检查患者输血部位情况，皮肤有无瘢痕、皮疹、破损、红肿，示意患者活动手部，活动度是否良好→选择血管（粗直有弹性、不易滑动、易固定，注意避开关节、静脉瓣处的静脉），轻按询问患者是否有压痛

评估患者

★ 取血
收到取血通知，备领血箱、内胆冰箱，备领血袋冰箱存根病历卡无菌治疗巾，携带领血卡，一次双锁领取一名患者至血库取血，血液库取血血制品

取血护士与血库发血者共同核对输血记录单（交叉配血试验单）及血袋标签并双签名。"三查"：查血液的有效期、"八对"并双签名。"八对"：姓名、住院号、床号、血袋号、血型、病区、血液种类和量，交叉配血试验结果。血液外观质量

血液质量检查应注意血袋有无破损渗漏，血液外观质量，确认无溶血（如血浆变红，血细胞呈暗紫色，界限不清，提示有溶血可能），无凝块，无气泡，无明显絮状物

★ 备齐用物 & 检查用物

三擦盘、合车

洗手、戴口罩

注射盘
内含酒精棉球、无菌持物镊、安尔碘、无菌棉签、止血带

输液贴

一次性输血器

血制品
检查血制品的有效期、质量（有无变色、明显凝块、气泡、絮状物）

生理盐水

外包装完整、无破损无潮湿，在有效期内

操作过程

输血前核对
由两名注册医护人员共同进行输血的"三查八对"

两名医护人员共同携病历卡、输血用物至患者床旁，协助患者取舒适卧位

建立静脉通道
再次评估静脉刺穿部位无感染和渗出，输液通道符合输血需要（留置针 20G 及以上）

更换一次性输血器，先输注少量生理盐水

两名医护人员再次按"三查八对"内容逐项进行双人核对和检查

消毒血袋导管，插入输血器
戴手套，以手腕旋转动作经轻摇匀血袋内血液，打开储血袋封口，将输血器针头从生理盐水瓶上拔下，插入常规消毒后的输血接口，缓慢将储血袋倒挂于输液架上

打开调节器，开始输血

调节滴速
开始输入时速度宜慢（不超过 20 滴/分），观察 15 min 后，如无不良反应再根据患者病情、年龄合理调节滴速（成人一般 40～60 滴/分，儿童酌减）

操作后再次进行双人核对，确认无误后同时在输血记录单上双人签名

整理用物，协助患者取得舒适卧位，整理床单位，将呼叫器置于患者伸手可及处

告知患者有关注意事项，嘱患者不要随意调节滴速，如感到不适，可随时使用呼叫器通知医护人员

输血过程中按限要求定时观察患者有无输血反应（发热反应、过敏反应、溶血反应等）并做好记录

输血完毕，使用生理盐水冲管
输血完毕，更换生理盐水继续滴注，直到将输血器内血液全部输入患者体内再拔针

操作后核对，询问无误求后离开病室

操作后处理

处理用物
黑色生活垃圾袋：输血器包装袋

黄色医疗垃圾级：棉签、纱布、胶布、输血器

锐器盒：输血器针头

高压蒸汽灭菌：弯盘

血袋：低温保存 24 h

浸泡消毒：止血带

三擦盘、合车、洗手、脱口罩

记录
在治疗单签执行时间与签名

护理记录单上记录输血指征、输血时间、种类、量、血型、输血前后用药情况、输血过程是否顺利（输血后 15 min，30 min、60 min、120 min，严密观察患者有无反应并记录，必要时记录输血速度）

如有输血反应要详细记录症状、体征、治疗及预后

图 10-4 静脉输血术思维导图

（2）血制品不得加热，不得随意加入其他药物，不得自行储存，尽快应用。血液取回后勿振荡、加温，避免血液成分破坏引起不良反应。

（3）开始输血时速度宜慢，观察 15 min，无不良反应后，将流速调节至要求速度。

（4）全血、成分血和其他血液制品应从血库取出后 30 min 内输注。

（5）1 个单位的全血或成分血应在 4 h 内输完。

（6）输血前后、输入两袋血液制品之间，均需输入生理盐水冲净输血器。

（7）出现输血反应立即减慢或停止输血，更换输液器，用生理盐水维持静脉通道，通知医生，做好抢救准备，保留余血及输血器，并记录。

（8）空血袋低温保存 24 h，24 h 后放入医疗废物中处理。

（9）输血前根据输血量及患者病情，评估静脉通道是否符合输血需要。

（四）操作评分标准

详见表 10 - 4。

表 10 - 4　静脉输血术评分标准

项　目	分值	操　作　要　点	标准分
仪容仪表	5	服装、鞋帽整洁	1
		头发整洁，指甲平齐	2
		仪表大方，举止端庄	2
评估	5	核对医嘱、治疗单	2
		至病房核对患者信息，解释说明操作目的	1
		评估患者，了解血型、输血史及不良反应史，洗手	2
操作前准备	17	取血：取血护士与血库发血者共同进行"三查八对"并双签名	6
		环境整洁，擦拭盘、台、车；洗手、戴口罩，备齐用物	5
		输血前：由两名注册医护人员共同进行输血的"三查八对"[1]	6
操作中	50	携用物至患者床旁，协助患者取舒适卧位【开始计时】	5
		建立静脉通路	5
		输注生理盐水[2]	5
		双人带病历至床边再次"三查八对"	5
		消毒血袋导管，插入输血器	5
		调节滴速，起始速度宜慢，观察 15 min 患者无不适后根据病情、年龄及输注血液制品的成分调节滴速	5
		操作后再次进行核对，确认无误后双人签全名	5
		整理用物，健康宣教	5

项　目	分值	操 作 要 点	标准分
操作中	50	输血过程中按照要求定时观察患者情况,并做好记录	5
		输血完毕,用生理盐水冲管【计时结束】	5
操作后处理	8	操作中正确分类处理用物,储血袋置入专用容器保存一天	4
		洗手、脱口罩	1
		记录各类护理单	3
效果评价	10	操作时间≤15 min,每超过30 s扣1分	4
		输血针头固定稳妥、安全,滴速控制符合患者治疗需要	3
		查对严格、无菌观念强	3
素养评价	5	向患者解释语言柔和恰当,态度和蔼可亲	2
		指导患者配合有效,询问患者感受,关心患者	2
		合理运用体现人文关怀的非语言沟通技巧	1
总分	100		100

注:［1］输错血型或剂量,本次操作判为"不及格"。
　　［2］未使用输血导管或输血前、后未充分冲洗管道,本次操作判为"不及格"。

常见问题的预防与处理 ●

(一) 发热反应

1. 预防

(1) 严格管理血液和输血用具,有效预防致热源。

(2) 严格执行无菌操作。

2. 处理

(1) 反应轻者减慢输血速度,症状可自行缓解;反应严重者须立即停止输血,更换输液导管并予生理盐水溶液维持静脉通路通畅。

(2) 密切观察生命体征,通知医生并给予对症处理。

(3) 高热时给予物理降温,畏寒、寒战时应保暖,必要时遵医嘱给予解热镇痛药物和抗过敏药物。

(4) 将输血装置、剩余血液连同贮血袋送检。

(二) 过敏反应

1. 预防

(1) 正确管理血液和血制品。

(2) 对有过敏史的患者,输血前根据医嘱给予抗过敏药物。

2. 处理

(1) 轻者减慢输血速度,给予抗过敏药物,继续观察。

（2）严重者立即停止输血,保持静脉通路,输入无菌生理盐水。

（3）遵医嘱给予抗过敏药物和激素,如异丙嗪、氢化可的松或地塞米松等。

（4）监测生命体征,呼吸困难者给予吸氧,严重喉头水肿者协助医生行气管切开,如出现休克,进行抗休克治疗,必要时进行心肺复苏。

（三）溶血反应

1. 预防

（1）认真做好血型鉴定和交叉配血试验。

（2）严格执行查对制度。

（3）血液禁止加热,运输过程中严禁剧烈震荡。

（4）禁止将任何药物加入血袋内一同输注。

（5）输血前后、两袋血之间用生理盐水冲洗输血管道。

2. 处理

（1）立即停止输血,报告医生。保留剩余血和患者输血前后的血标本送检验科进行检验,查明溶血原因。

（2）更换输液器,维持静脉通路,遵医嘱给予升压药和其他药物治疗。

（3）碱化尿液:静脉注射碳酸氢钠,增加血红蛋白在尿液中的溶解度,减少沉淀,避免阻塞肾小管。

（4）用热水袋热敷双侧肾区,解除肾血管痉挛。

（5）严密观察生命体征和尿量,对尿少、尿闭者按急性肾功能衰竭处理。

（四）循环负荷过重（急性左心衰）

1. 预防

（1）根据病情需要计算输液、输血量,禁忌盲目大量补液。

（2）严格控制输血速度。

2. 处理

（1）立即汇报医生,停止输血,配合抢救。

（2）取端坐位,双下肢下垂,并做好安全防护。

（3）加压给氧,同时给予 20%～30%乙醇湿化吸氧。

（4）遵医嘱予镇静、镇痛、利尿、强心、血管扩张剂等药物治疗。

（五）大量输血反应（出血倾向、枸橼酸钠中毒）

1. 预防

（1）在输入库存血 1 000 mL 时,需静脉注射 10%葡萄糖酸钙 10 mL,预防发生低血钙。

（2）密切观察患者反应,注意有无出血倾向。

（3）严密监测患者动脉血气和电解质化验结果。

2. 处理

（1）严密观察患者反应,体温正常、无休克、可耐受者予快速输血。

（2）若有出血表现,排除溶血反应后,可根据相关检验结果输注新鲜血、补充各种凝血因子。

（3）监测血钙浓度,必要时给予补钙。

（六）细菌污染反应

1. 预防

（1）严格执行无菌操作。

（2）严格查对制度,确保血液质量。

2. 处理

（1）立即停止输血,通知医生。

（2）遵医嘱对症处理,抗休克、抗感染治疗。

（3）将余血、输血器等送化验室做血培养和药敏试验。

实操后反思 ●

（1）护士取血时需与发血者共同进行"三查八对",其具体内容是什么?

（2）如何进行血液质量检查?

（3）急性溶血反应临床表现特点有哪些?

（4）如何做好静脉输血患者的安全防护?

第十一章

标本采集技术

第一节·静脉血标本采集术

静脉血标本采集术(intravenous blood sampling)是自静脉抽取血标本的方法。主要用于血常规检查、生化检查、微生物的培养、血型交叉配血试验等。常用的静脉包括：① 四肢浅静脉：上肢常用肘部浅静脉(如贵要静脉、肘正中静脉、头静脉)、腕部及手背静脉；下肢常用大隐静脉、小隐静脉及足背静脉。② 颈外静脉：常用于婴幼儿的静脉采血。③ 股静脉：股静脉位于股三角区，在股神经和股动脉的内侧。

真空采血法(vacuum blood sampling)是目前最佳的静脉血采集方法。真空采血法的基本原理是将双向针的一端在持针器的帮助下刺入静脉，待有回血后将另一端插入真空试管内，血液在负压作用下自动流入试管。

学习目标 ●

(一)识记

(1)能正确阐述静脉血标本采集的部位和原则。

(2)能正确阐述静脉血标本采集的目的和注意事项。

(二)理解

能比较不同类型的静脉血标本在采集目的、采血量、采集方法及标本容器选择上的区别点。

(三)运用

能熟练完成静脉血标本的采集，方法正确、操作规范。做到认真负责、关爱患者、沟通有效、遵循无菌原则。

操作过程 ●

(一)用物准备

① 注射盘，1套；

② 检验申请单，按医嘱备；

③ 标签或条形码，按医嘱备；

④ 无菌棉签，适量；

⑤ 安尔碘，适量；

⑥ 止血带，1根；

⑦ 一次性垫巾，1块；

⑧ 输液敷贴，适量；

⑨ 弯盘，1个；

⑩ 手消毒液，1瓶；

⑪ 一次性密闭式双向采血针及真空采血管，按需备；

⑫ 生活及医疗垃圾桶，锐器盒，按需备。

（二）操作流程

详见思维导图 11-1（见第 144 页）。

（三）注意事项

（1）严格执行查对制度及无菌技术操作原则。

（2）根据检测项目的不同，严格把握采血时间。一般分为空腹采血和定时采血。空腹采血患者理想的采血时间为早晨 7:00～8:00，应指导患者晚餐后禁食，空腹 12～14 h，且不宜空腹时间超过 24 h，可能会使某些检测指标有异常结果。定时采血应在规定的时间段内采集标本，如口服葡萄糖耐量试验、药物血浓度监测等。在静脉采血前应询问患者准备情况。

（3）按照采血要求选择合适的采血部位。成人一般可选肘部静脉、腕背静脉等；婴儿可选颈部静脉、股静脉等；刚出生的婴儿可收集脐带血。检验只需微量全血时成人可取耳垂或指尖取血，婴儿可从大脚趾或脚跟取血。输液患者应避免输液同侧肢体采血。避免选择"血肿部位"和"静脉留置管路"处进行采血。

（4）采血用的针头、试管必须干燥、清洁。目前多用一次性采血针、持针器及真空负压采血管。微量元素测定采集标本的注射器和容器不能含游离金属。

（5）操作前核对试管的条形码及患者信息，避免出错。标本采集后应及时送检，以免影响检验结果。

（6）同时采集多种血标本时，一般应按下列顺序进行采血：血培养→红管（无添加剂即促进剂）→黄管（分离胶促凝剂）→蓝管（凝血管）→黑管（3.8%枸橼酸钠管）→紫管（EDTA 管）→灰管（草酸盐、氟化钠）→绿管（肝素管）。做血培养时，血液注入顺序：厌氧血液培养瓶→需氧血液培养瓶→霉菌血液培养瓶。凡全血标本或需抗凝血的标本，采血后立即上下颠倒 5～10 次混匀，不可用力震荡。采血部位皮肤必须干燥，扎止血带不可过紧，压迫静脉时间不宜过长，以不超过 40 s 为宜，否则容易引起淤血、静脉扩张，并且影响某些指标的检查结果。

（7）当采血不顺利时，切忌在同一处反复穿刺，否则易导致标本溶血或有小凝块，影响检测结果。

（8）采集标本所用的材料应安全处置，血标本及时送检并避免过度震荡。

（四）操作评分标准

详见表 11-1。

表 11-1 静脉血标本采集（真空采血管）评分标准

项　目	分值	操　作　要　点	标准分
仪容仪表	5	服装、鞋帽整洁	1
		头发整洁，指甲平齐	2
		仪表大方，举止端庄	2
评估	10	评估患者的病情、治疗情况、意识状态、肢体活动能力	4
		评估有无输液、输血，禁止在输血、输液的针头处抽取血标本	3
		评估静脉充盈度及管壁弹性，穿刺部位的皮肤状况有无冻疮、炎症、水肿、结节、瘢痕、破损等	3

续 表

项　目	分值	操 作 要 点	标准分
操作前准备	8	核对医嘱、检查申请单、标签或条形码、真空采血管,无误后贴标签或条形码于标本容器的外壁上【开始计时】	4
		擦拭盘、台、车;洗手、戴口罩	2
		备齐并检查用物	2
操作中	52	核对患者信息,核对检验申请单、真空采血管及标签是否一致	4
		解释操作目的,协助患者取舒适卧位,暴露穿刺部位	5
		将一次性垫巾置于穿刺部位下,嘱患者握拳。选择静脉	5
		常规消毒皮肤,直径≥5 cm,系止血带	5
		二次核对	5
		取下采血针护针帽,手持采血针行静脉穿刺	10
		见回血,固定针柄,将采血针另一端刺入真空管,采血至需要量	10
		采血毕,松止血带,迅速拔出针头,按压局部3～5 min	4
		全血标本采血后立即轻轻转动试管,血清标本不可转动试管	4
操作后处理	10	协助患者取舒适体位,整理用物【计时结束】	2
		再次核对检验申请单、患者及标本	3
		处理用物,洗手,记录	3
		标本及时送检	2
效果评价	10	静脉选择恰当,采血方法正确,对患者无伤害	3
		操作时间≤6 min,每超过30 s扣1分	3
		无菌概念明确、无污染	4
素养评价	5	向患者及家属解释语言恰当,合理运用体现人文关怀的非语言沟通技巧	2
		严谨细致,严格查对制度	3
总分	100		100

常见问题的预防与处理

(一)皮下出血或局部血肿

1. 预防

(1)提高静脉采血技术,掌握正确的进针方法;避免穿刺侧肢体衣服过紧。

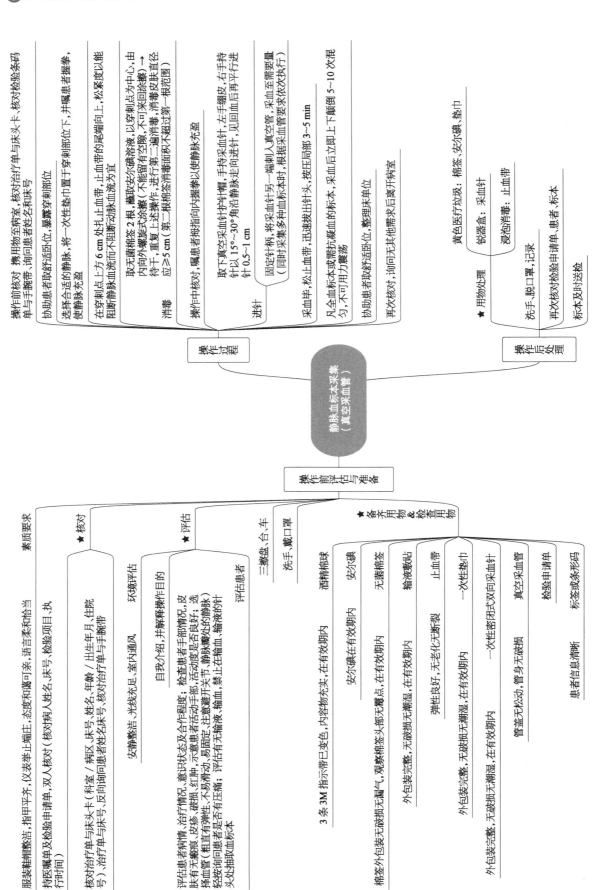

图 11 - 1　静脉血标本采集（真空采血管）思维导图

（2）穿刺拔针后,按压时间 3～5 min,凝血机制异常者应扩大按压面积,适当延长按压时间至 5 min 以上。

（3）如上衣衣袖较紧,需脱去衣袖后再抽血,以免衣袖压迫影响静脉回流。

（4）穿刺后,采血侧肢体避免长时间下垂或过度活动。

2. 处理

（1）早期局部冷敷,肢体避免负重。

（2）48 h 后热敷,加速皮下出血的吸收。

（二）晕针或晕血

1. 预防

（1）做好心理护理,分散患者注意力。

（2）协助患者取适当体位,如平卧位,以利机体放松。

（3）熟练掌握操作技术,操作应轻柔、准确,做到一针见血,减少刺激。

2. 处理

（1）立即给予平卧位,以增加脑部供血。

（2）遵医嘱予吸氧。

（3）口服热开水或热糖水,适当保暖。

（三）误抽股动脉血

1. 预防

（1）准确定位股静脉解剖位置,即股动脉内侧 0.5 cm 处。

（2）掌握正确的穿刺方法。即触及股动脉搏动最明显处,沿内侧 0.5 cm 处垂直进针。

2. 处理

（1）如回弹出鲜红色血液,提示误入股动脉,立即拔出针头。

（2）加压按压穿刺点 5～10 min,直至无出血。

（3）重新穿刺。

实操后反思

（1）静脉血标本采集在操作前应评估哪些方面?

（2）血生化检验为什么需要在空腹时采血?

（3）同时采集多种血标本时,采血管的顺序要求是什么?

第二节·动脉血标本采集术

动脉血标本采集术(arterial blood sampling)主要用于血气分析,是自动脉采血并维持血标本与空气隔绝的一种侵入性操作。常用动脉有股动脉、肱动脉、桡动脉。动脉血气分析的目的是测定患者血液中血氧分压(PaO_2)、二氧化碳分压($PaCO_2$)、pH、血氧饱和度(SpO_2)及碳酸氢根离子(HCO_3^-)的浓度,对指导氧疗、调节机械通气的各种参数、纠正酸碱平衡及电解质紊乱均有重要指导意义。

学习目标

（一）识记

（1）能正确阐述动脉血标本采集的部位和注意事项。

（2）能正确阐述动脉血标本采集前的评估内容。

（二）理解

（1）能用自己的语言解释动脉血标本为什么不能接触空气。

（2）能区别动静脉血标本采集的异同点。

（三）运用

能熟练完成动脉血标本的采集，方法正确、操作规范。做到认真负责、关爱患者、沟通有效、遵循无菌原则。

操作过程

（一）用物准备

① 注射盘，1 套；

② 检验申请单、标签或条形码，按医嘱备；

③ 动脉血气针，按需备；

④ 一次性治疗巾，适量；

⑤ 无菌纱布，适量；

⑥ 弯盘，1 个；

⑦ 无菌棉签，适量；

⑧ 安尔碘，适量；

⑨ 无菌手套，1 副；

⑩ 小沙袋，1 个；

⑪ 手消毒液，1 瓶；

⑫ 生活及医用垃圾桶、锐器盒，按需备。

（二）操作流程

详见思维导图 11 - 2（见下页）。

（三）注意事项

（1）严格执行查对制度和无菌技术操作原则。

（2）桡动脉穿刺点为前臂掌侧腕关节上 2 cm、动脉搏动明显处。股动脉穿刺点在腹股沟股动脉搏动明显处。穿刺时，患者取仰卧位，下肢伸直略外展外旋，以充分暴露穿刺部位。新生儿宜选择桡动脉穿刺，因股动脉穿刺垂直进针时易伤及髋关节。

（3）氧疗患者需停氧 30 min 后再采血。若患者无法耐受停止吸氧或断开呼吸机辅助通气，则需在检验单上备注给氧流量或浓度。

（4）采集血气分析样本，抽血时注射器内不能有空泡，抽出后立即密封针头，隔绝空气。作二氧化碳结合力测定时，盛血标本的容器亦应加塞盖紧，避免血液与空气接触过久，影响检验结果，因此采血后需立即送检。

（5）拔针后应立即用无菌棉签按压穿刺点 5 min 以上，如出血倾向明显，应延长压迫时间，局部用无菌纱布或沙袋加压止血，压迫止血至不出血为止，以免出血或形成血肿，同时注意观察远端肢体的血运情况。

（6）患者饮热水、洗澡、运动后，需休息 30 min 后平静呼吸状态下再行采血。吸痰患者应于吸痰后20 min 方可采集血气标本，避免影响检查结果。

（7）有出血倾向者慎用动脉穿刺法采集动脉血标本。

（8）操作前核对试管的条形码及患者信息，避免出错。

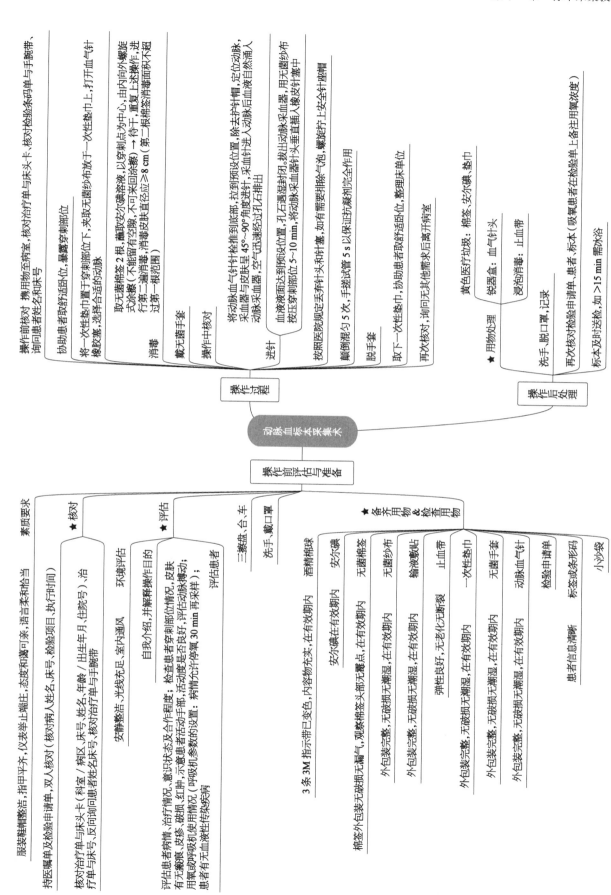

图 11－2 动脉血标本采集术思维导图

（四）操作评分标准

详见表 11-2。

表 11-2　动脉血标本采集术评分标准

项　目	分值	操　作　要　点	标准分
仪容仪表	5	服装、鞋帽整洁	1
		头发整洁，指甲平齐	2
		仪表大方，举止端庄	2
评估	12	患者的病情、治疗情况、意识状态、肢体活动能力	2
		穿刺部位的皮肤及动脉搏动情况	4
		用氧或呼吸机使用情况（呼吸及参数的设置），病情允许暂停吸氧	2
		患者有无饮热水、洗澡、运动等影响因素	2
		患者有无血液性传染疾病	2
操作前准备	8	核对医嘱、检查申请单、标签或条形码、动脉血气针，无误后贴标签或条形码于试管的外壁上	4
		擦拭盘、台、车；洗手、戴口罩	2
		备齐并检查用物，妥善放置	2
操作中	50	核对患者信息，核对检验申请单、动脉血气针及标签是否一致【开始计时】	4
		解释操作目的，协助患者取舒适卧位，暴露穿刺部位	5
		将一次性垫巾置于穿刺部位下，夹取无菌纱布放于一次性垫巾上，打开橡胶塞，选择动脉	5
		常规消毒皮肤，直径至少 8 cm，戴无菌手套	5
		二次核对	3
		将针栓推到底部，拉到预设位置，除去护针帽，定位动脉，采血器与皮肤呈 45°～90°角度进针，采血针进入动脉后血液自然涌入动脉采血器，空气迅速经过孔石排出	10
		血液液面达到预设位置，孔石遇湿封闭。拔出动脉采血器，用无菌纱布按压穿刺部位 5～10 min。将动脉采血器针头垂直插入橡皮针塞中	10
		按照医院规定丢弃针头和针塞，如有需要排除气泡，螺旋拧上安全针座帽	4
		颠倒混匀 5 次，手搓试管 5 s 以保证抗凝剂完全作用	2
		脱手套	2
操作后处理	10	取下一次性垫巾，正确处理床单位，协助患者取舒适体位，连接给氧装置【计时结束】	3

续 表

项 目	分值	操 作 要 点	标准分
操作后处理	10	再次核对检验申请单、患者、标本	3
		处理用物,洗手,记录	2
		及时送检标本,如>15 min需冰浴	2
效果评价	10	动脉选择恰当,方法正确,对患者无伤害	3
		操作时间≤6 min,每超过30 s扣1分	3
		无菌概念明确、无污染	4
素养评价	5	向患者及家属解释语言恰当,合理运用体现人文关怀的非语言沟通技巧	2
		严谨细致,严格查对制度	3
总分	100		100

常见问题的预防与处理 ●

(一)皮下血肿

1. 预防

(1)拔针后嘱患者按压穿刺点5~10 min,对于高血压和凝血机制障碍者应延长按压时间,至少10 min。

(2)避免在同一部位反复穿刺。

(3)动作轻巧、稳、准,把握好进针角度。

2. 处理

(1)48 h内冷敷。

(2)48 h以后热敷。

(3)若血肿加剧应立即加压按压穿刺点并予50%硫酸镁湿敷。

(二)感染

1. 预防

(1)严格遵守无菌操作原则,规范操作。

(2)穿刺前全面评估穿刺部位,避开皮肤破损、感染、硬结处。

2. 处理

(1)严密监测局部及全身感染症状。

(2)遵医嘱应用抗感染药物。

(三)血栓形成

1. 预防

(1)避免同一穿刺点反复穿刺。

(2)拔针后按压力度适中,勿揉搓。

2. 处理

（1）观察采血侧手脚的末梢颜色和动脉搏动等情况，对比左右两侧是否有差异。

（2）若出现血栓临床征象，配合医生行溶栓治疗。

实操后反思

（1）常用动脉血标本采集部位有哪些？

（2）采集血气分析样本有哪些注意事项？

（3）采集动脉血标本前应评估患者的哪些方面？

（4）动脉血标本为什么不能接触空气？

第三节·毛细血管血糖测量技术

毛细血管血糖测量技术是通过直接了解机体实际的血糖水平，帮助判断病情，反映饮食控制、运动治疗和药物治疗的效果，从而指导治疗方案调整的一项技术。包括患者自我血糖监测（self-monitoring of blood glucose，SMBG）以及在医院内的即时监测（point-of-care testing，POCT）。

学习目标

（一）识记

（1）能正确阐述毛细血管血糖测量的常用部位。

（2）能正确阐述毛细血管血糖测量前的评估内容。

（二）理解

（1）能用自己的语言解释如何预防和处理毛细血管血糖测量时的常见问题。

（2）能用自己的语言解释如何确保测量值的准确性。

（三）运用

能熟练完成毛细血管血糖测量技术，方法正确、操作规范。做到认真负责、关爱患者、沟通有效、遵循无菌原则。

操作过程

（一）用物准备

① 血糖仪，1 台；　② 采血针，按需备；　③ 试纸，按需备；

④ 75%乙醇，适量；　⑤ 无菌棉签，1 包；　⑥ 治疗盘，1 个；

⑦ 手消毒液，1 瓶；　⑧ 生活及医用垃圾桶、锐器盒，按需备。

（二）操作流程

详见思维导图 11 - 3（见下页）。

（三）注意事项

（1）测血糖前，确认血糖仪上的号码与试纸号码一致。

（2）确认患者手指消毒剂待干后实施采血。

（3）避免试纸受潮、污染。

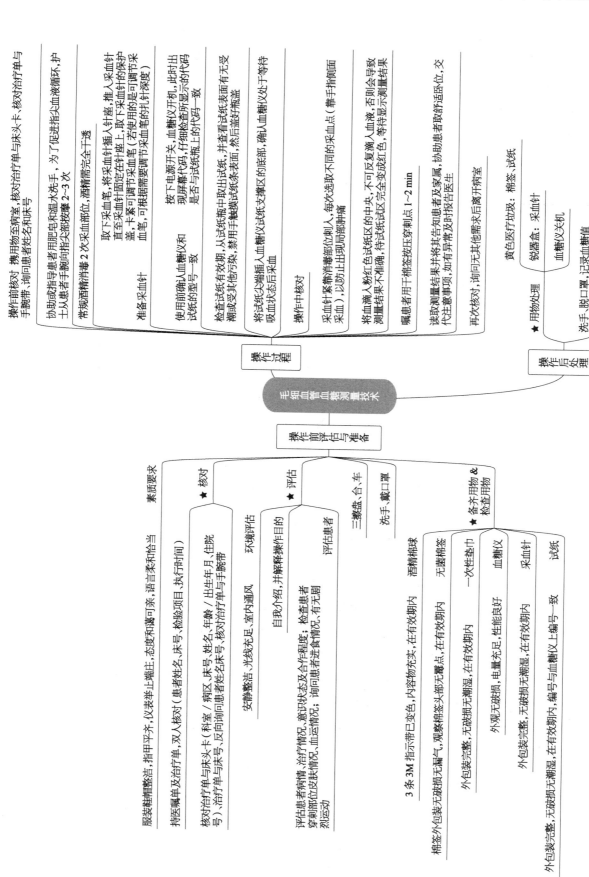

图 11-3 毛细血管血糖测量技术思维导图

（4）采血时弃去第一滴血，取第二滴，以免影响结果。滴血量应使试纸测试区完全变成红色。

（5）对需长期监测血糖的患者，告知穿刺部位应轮换，在指尖或耳垂侧边采血疼痛较轻，且血量充足。另外，采血时不要挤压采血的手指，太用力挤压手指会导致血液稀释，影响检测结果。

（6）遵循查对制度，符合无菌技术、标准预防原则。

（四）操作评分标准

详见表 11 - 3。

表 11 - 3　毛细血管血糖测量技术评分标准

项　目	分值	操　作　要　点	标准分
仪容仪表	5	服装、鞋帽整洁	1
		头发整洁，指甲平齐	2
		仪表大方，举止端庄	2
评估	10	核对医嘱、治疗单	2
		至病房核对患者信息，解释说明操作目的	3
		评估患者的身体状况及穿刺部位皮肤情况、血运情况	2
		评估患者进食情况、有无剧烈运动，洗手	3
操作前准备	10	环境整洁，擦拭盘、台、车	2
		洗手、戴口罩	3
		备齐用物	5
操作中	60	核对患者信息，确认患者是否符合空腹或者餐后 2 h 血糖测定的要求【开始计时】	3
		协助患者洗手，并从患者手腕向指尖部按摩 2～3 次	2
		常规酒精消毒 2 次采血部位，酒精需完全干透	5
		取下采血笔，将采血针插入针座，推入采血针直至采血针固定在针座上，取下采血针的保护盖，卡紧可调节采血笔	5
		按下血糖仪电源开关，检查所显示的代码是否与试纸瓶上的代码一致	5
		检查试纸的有效期，从试纸瓶中取出试纸	5
		将试纸尖端插入血糖仪试纸支撑区的底部，确认血糖仪处于等待吸血状态后采血	5
		采血针紧靠消毒部位刺入，每次选取不同的采血点，以防止出现局部肿痛	10
		将血滴入粉红色试纸区的中央，待试纸试区完全变成红色，等待显示测量结果	10
		嘱患者用干棉签按压穿刺点 1～2 min	5
		读数并告知患者及家属，给患者取舒适卧位，交代注意事项【计时结束】	5

续　表

项　目	分值	操　作　要　点	标准分
操作后处理	5	处理用物	2
		关闭血糖仪	2
		洗手,记录	1
效果评价	5	测量部位选择恰当,测量方法正确,对患者无伤害	2
		操作时间≤6 min,每超过30 s扣1分	2
		查对严格,无菌概念强	1
素养评价	5	向患者解释,语言柔和恰当,态度和蔼可亲	2
		指导患者配合有效,询问患者感受,关心患者	2
		合理运用体现人文关怀的非语言沟通技巧	1
总分	100		100

常见问题的预防与处理

(一)疼痛

1. 预防

(1)采血前与患者进行沟通,解释并进行心理护理,消除紧张心理,取得配合。

(2)采血在皮肤消毒剂干燥后进行。采血前调整好针头刺入的深度。

(3)采血时将采血针紧靠手指侧面采血,切勿在指尖或指腹采血。

2. 处理

评估患者的疼痛程度,分散注意力,适当安慰患者,给予心理护理。

(二)出血

1. 预防

(1)选择采血部位并注意轮换采血部位。

(2)采血完毕后,局部按压1~2 min。有出血倾向者,适当延长按压时间。

2. 处理

(1)采血前评估患者采血部位的皮肤情况,合理选择部位。

(2)采血前评估患者的凝血功能,功能障碍者适当延长按压时间。

(3)采用合理的采血方法,避免用力挤血和按摩。

(三)感染

1. 预防

(1)严格执行无菌操作原则,规范操作。

(2)严格手卫生。

(3)采血针一人一用一抛弃。

（4）采血部位勿太靠近指甲。

2. 处理

（1）做好感染部位观察和局部处置。

（2）严重感染者遵医嘱使用抗菌药。

实操后反思 ●──────────────────────────────

（1）毛细血管血糖测量的常用部位有哪些？

（2）毛细血管血糖测量前需要评估患者的哪些方面？

（3）毛细血管血糖测量时如发现患者低血糖应怎么处理？

第四节 · 咽拭子标本采集术

咽拭子标本采集术（oropharyngeal swab）是一种从咽部或扁桃体采集分泌物做细菌培养或病毒分离，以协助临床诊断的方法。常被应用于如麻疹、手足口病、流行性感冒、新型冠状病毒肺炎等疾病的筛查。

学习目标 ●──────────────────────────────

（一）识记

（1）能正确阐述采集部位。

（2）能正确阐述采集的注意事项。

（二）理解

（1）能用自己的语言解释咽拭子标本采集术中遵循无菌原则的意义。

（2）能用自己的语言解释咽拭子标本采集术中强调避免交叉感染的意义。

（三）运用

能用正确手法完成咽拭子标本采集术，做到认真负责、关爱患者、沟通有效、遵循无菌原则、方法正确、操作规范。

操作过程 ●──────────────────────────────

（一）用物准备

① 咽拭子培养试管，1 个；   ② 消毒压舌板，1 块；   ③ 手电筒，1 个；

④ 无菌棉签，1 根。

（二）操作流程

详见思维导图 11 - 4（见下页）。

（三）注意事项

（1）检测前 30 min 嘱受检者不抽烟、不喝水、不喝酒、不嚼口香糖，以保证检测结果的准确性。

（2）棉签不能触及试管口及其他非无菌部位，避免标本被污染，影响检验结果。

（3）采集过程中应保持试管口及试管内的无菌状态。

（4）避免交叉感染。

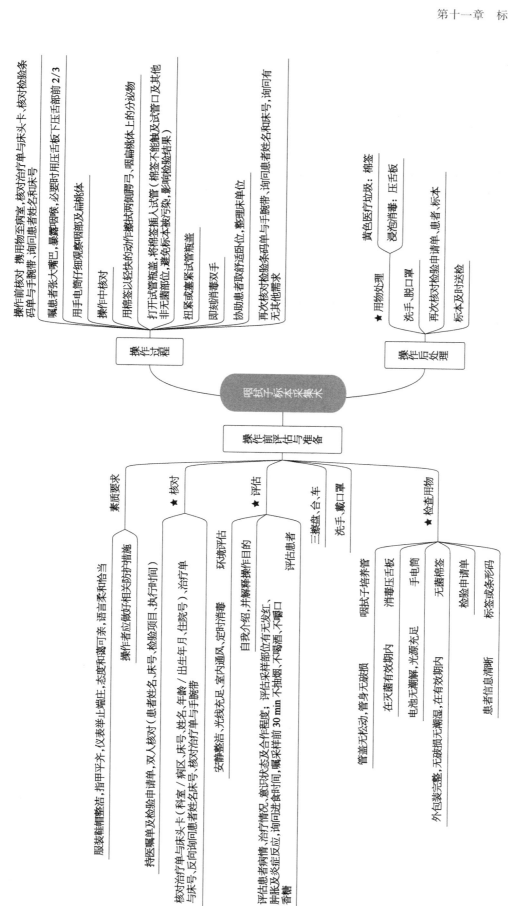

图 11 - 4　咽拭子标本采集术评分标准

（5）避免在进食后2 h内留取咽拭子标本，以防呕吐。

（6）最好在使用抗菌药物治疗前采集标本。

（7）做霉菌培养时，必须在口腔溃疡面上采集分泌物。

（8）采集后的样本应及时送检。

（9）确保棉签达到指定深度，且与黏膜接触时间达到采集标准。采集咽拭子时，若受检者恶心反应较大导致取样时间不够，可能会造成假阴性，导致患者延误治疗。

（10）采样人员应做好必要的防护措施，以减少职业暴露的风险。

（四）操作评分标准

详见表11-4。

表11-4 咽拭子标本采集术评分标准

项 目	分值	操 作 要 点	标准分
仪容仪表	5	服装、鞋帽整洁	1
		头发整洁，指甲平齐	2
		仪表大方，举止端庄	2
评估	10	核对医嘱单、治疗单	2
		至病房核对患者信息，解释说明目的	4
		评估患者采样部位有无发红、肿胀及炎症反应，询问进食时间	4
操作前准备	10	擦拭盘、台、车	2
		洗手、戴口罩	2
		备齐用物并检查质量	6
操作中	55	核对治疗卡与床头卡、核对检验条码单与手腕带、询问患者姓名和床号【开始计时】	10
		嘱患者张大嘴巴，暴露咽喉，必要时用压舌板下压舌部前2/3	10
		用手电筒仔细观察咽部及扁桃体	5
		用棉签以轻快的动作擦拭两侧腭弓、咽扁桃体上的分泌物	10
		打开试管瓶盖，将棉签插入试管	5
		扭紧或塞紧试管瓶盖	5
		消毒双手	5
		再次核对检验条码单与手腕带、询问患者姓名和床号【计时结束】	5
操作后处理	5	正确处理用物	3
		洗手、脱口罩	2

续 表

项 目	分值	操 作 要 点	标准分
效果评价	10	采样方法准确、无污染	4
		查对严格,无菌观念强	4
		操作时间≤6 min,每超过30 s扣1分	2
素养评价	5	向患者解释,语言柔和恰当,态度和蔼可亲	1
		指导患者配合有效,询问患者感受,尊重关心患者	2
		合理运用体现人文关怀的非语言沟通技巧	2
总分	100		100

常见问题的预防与处理

（一）恶心、呕吐

1. 预防

（1）用棉签轻柔、快速地擦拭两侧腭弓、咽扁桃体上的分泌物。

（2）避免在进食后2 h内留取咽拭子标本。

2. 处理

（1）若发生恶心、呕吐,让受检者休息片刻,待症状消失后再进行采集。

（2）采样前嘱患者放松,采样结束后做深呼吸。

（二）假阴性

1. 预防

（1）采样前用手电筒仔细观察咽部及扁桃体。

（2）采样时嘱受检者张大嘴巴,暴露咽喉,必要时用压舌板下压舌部。

（3）抽烟、喝水、喝酒、嚼口香糖等行为会冲淡附着于咽部的病毒,抑制病毒活性。为避免出现假阴性,在采样前30 min嘱受检者不抽烟、不喝水、不喝酒、不嚼口香糖。

（4）确保棉签与采集部位黏膜有3～5次的接触。

2. 处理

（1）若考虑结果可能为假阴性时,应遵医嘱再次进行采样。

（2）采样过程应严格按照操作规范进行。

（三）假阳性

1. 预防

（1）棉签不能触及试管口及其他非无菌部位,避免标本被污染,影响检验结果。

（2）无菌棉签不得重复、交叉使用。

2. 处理

（1）结果可能为假阳性时,应遵医嘱再次进行采样。

（2）采样过程应严格遵守操作规范。

（四）交叉感染

1. 预防

（1）受检者做好个人防护，并相互间保持一定的间距。

（2）受检者不得触碰采样物品。

（3）采样地点要做好定时消毒，室内空气要保持流通。

（4）为一名受检者完成采样后，采样人员应及时做好手卫生。

2. 处理

（1）若发生交叉感染，应立即按照消毒隔离制度对感染者进行治疗。

（2）加强感染症状的观察。

实操后反思

（1）咽拭子标本采集的部位在哪里？

（2）咽拭子采集标本的注意事项有哪些？

（3）咽拭子标本采集常见的问题有哪些？

（4）咽拭子标本采集术为什么要强调无菌原则和避免交叉感染？

第十二章

协助患者排痰技术

第一节 · 协助患者翻身及有效咳嗽

协助患者翻身及有效咳嗽是帮助不能自行移动且无法有效排痰的患者进行卧位更换、背部叩击以及有效咳嗽,目的是促进痰液排出,保持呼吸道通畅,预防感染,减少长期卧床并发症的发生。

学习目标 ●

(一)识记

(1)能正确阐述背部叩击的禁忌证。

(2)能正确阐述协助患者翻身及有效咳嗽的注意事项。

(二)理解

(1)能用自己的语言解释协助患者翻身及有效咳嗽的目的。

(2)能用自己的语言指导患者进行呼吸训练和有效咳嗽排痰。

(三)运用

(1)能协助患者翻身及有效咳嗽,做到备物齐全、步骤有序、动作轻柔、方法正确、态度认真、体现人文关怀,使患者感到安全、舒适。

(2)能根据患者体型、营养状况、耐受程度,合理选择有效排痰的方法、叩击方式、时间和频率。

操作过程 ●

(一)用物准备

① 听诊器,1个;　　　② 弯盘,1个;　　　③ 纱布,1块;

④ 软枕,2个。

(二)操作流程

详见思维导图 12-1(见下页)。

(三)注意事项

(1)协助患者翻身时要遵循节力原则,正确使用床档,确保患者安全。体重超重时采用双人翻身,不可拖拉。

(2)操作前需固定床脚刹车,妥善固定各种管路及输液装置。

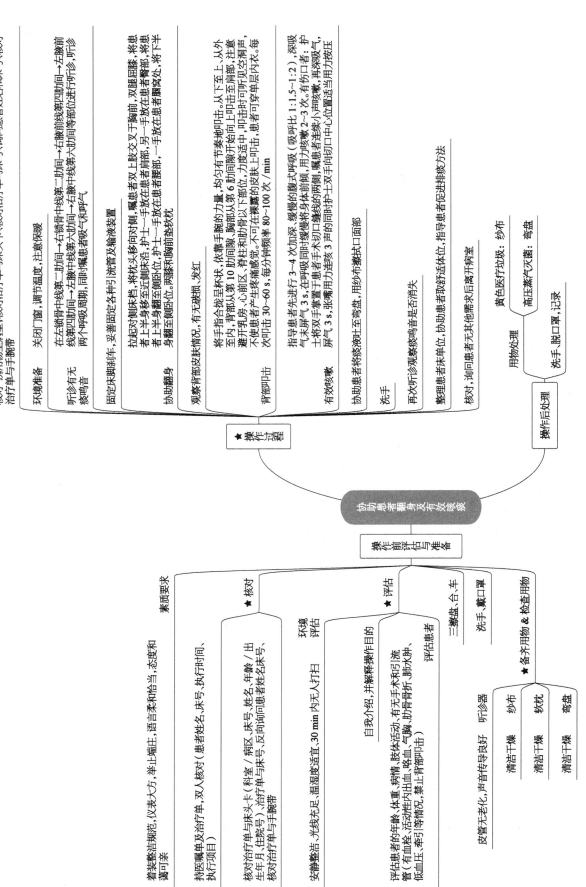

图 12 - 1　协助患者翻身及有效咳嗽思维导图

（3）操作过程中密切观察患者意识及生命体征变化,出现呼吸困难或发绀时,应立即停止操作并采取相应急救措施。

（4）根据患者体型、营养状况、耐受程度,合理选择有效排痰的方法、叩击方式、时间和频率。神志清醒能够配合、痰多黏稠不易咳出和术后患者首选有效咳嗽法。支气管和(或)肺疾病有大量痰液者可配合体位引流。长期卧床、痰液黏稠不易咳出和长期建立人工气道患者可配合雾化吸入、背部叩击或震颤。危重、年老体弱、新生儿、神志不清、人工气道等不能进行有效咳嗽者,则选择吸痰术进行排痰。

（5）以下情况禁止叩背:合并有血栓、活动性内出血、咯血、气胸、肋骨骨折、肺水肿、低血压、牵引等。叩背排痰宜在餐前30 min或餐后2 h进行。

（6）特殊情况翻身注意事项

1）有输液装置或留置各种导管者,应先将导管妥善安置,翻身后及时安全固定并保持管道通畅。

2）协助被动体位患者翻身后,应选用辅助器具支撑体位保持身体稳定,确保肢体和关节处于功能位。

3）颈椎和颅骨牵引者,翻身时不得放松牵引。

4）脊柱脊髓损伤患者遵循轴线翻身;颈椎损伤者注意保护颈部,勿扭转或旋转患者头部。

5）术后患者,应先更换敷料并保护好伤口再行翻身,翻身后检查敷料是否固定妥当,伤口无受压。

6）颅脑手术者翻身时注意保护头部,不可剧烈搬动。

7）石膏和支具固定者,需注意翻身患处位置和局部肢体血运,防止受压和固定移位。

（四）操作评分标准

详见表12-1。

表12-1 协助患者翻身及有效咳嗽评分标准

项 目	分值	操 作 要 点	标准分
仪容仪表	5	服装、鞋帽整洁	1
		头发整洁,指甲平齐	2
		仪表大方,举止端庄	2
评估	15	双人核对医嘱、治疗单	5
		床旁核对患者信息,解释操作目的及注意事项,并询问进餐时间	5
		评估患者的年龄、体重、病情、肢体活动、有无手术和引流管	5
操作前	5	洗手、戴口罩	2
		备齐并检查用物【开始计时】	3
操作中	55	核对治疗卡与床头卡患者信息、询问患者姓名和床号、核对治疗卡与手腕带	4
		关闭门窗,调节温度,注意保暖	2
		听诊有无痰鸣音,同时嘱患者吸气和呼气	4
		固定床脚刹车,妥善固定各种引流管及输液装置	4

项　目	分值	操　作　要　点	标准分
操作中	55	协助翻身侧卧,两膝和胸前垫软枕	10
		观察背部皮肤情况,有无破损、发红	2
		背部叩击,每次叩击 30～60 s,每分钟频率 80～100 次/min	10
		指导有效咳嗽	10
		协助患者将痰液吐至痰杯,用纱布擦拭口面部	3
		洗手	2
		再次听诊	2
		协助患者取舒适卧位,整理床单位【计时结束】	2
操作后处理	5	正确分类处理用物	3
		洗手、脱口罩	2
效果评价	10	操作时间≤8 min,每超过 30 s 扣 1 分	5
		查对严格,无菌观念强	5
素养评价	5	向患者解释,语言柔和恰当,态度和蔼可亲	2
		指导患者配合有效,询问患者感受,关心患者	2
		合理运用体现人文关怀的非语言沟通技巧	1
总分	100		100

常见问题的预防与处理 ●

(一) 血栓脱落

1. 预防

(1) 有血栓患者禁止背部叩击。

(2) 叩背过程中注意观察患者有无不适。

2. 处理

(1) 立即停止,并报告医生。

(2) 协助患者卧床,给予吸氧。

(3) 遵医嘱合理用药,必要时做好抢救配合工作。

(二) 呕吐

1. 预防

(1) 应安排在餐后 2 h 或餐前 30 min 完成。

(2) 操作中注意观察并询问患者感受。

2. 处理

（1）应立即停止操作给予卧床休息,头偏向一侧。

（2）保持呼吸道通畅,清洁口腔,症状严重时遵医嘱给药。

（三）痰液梗阻

1. 预防

（1）保证室内适当的湿度,防止室内空气过于干燥。

（2）病情允许的情况下指导患者多饮水,促进痰液稀释,易于咳出。

（3）痰液黏稠时,可给予患者祛痰类药物或雾化吸入。若痰液仍咳出困难,可选择吸痰器将痰液吸出。

（4）注意保暖,防止呼吸道感染的发生。若发生了呼吸道感染,应及时给予药物对症治疗。

2. 处理

（1）若发生痰液梗阻,要及时抠出患者口腔及咽喉部的痰液,嘱患者侧卧,必要时翻身头朝下,用力叩击其背部,促进痰液的排出,同时应立即予以吸氧。

（2）若无法解除梗阻,配合行气管插管或气管切开吸痰。

实操后反思

（1）背部叩击的禁忌证有哪些?

（2）协助患者翻身及有效咳嗽的目的是什么?

（3）如何指导患者进行有效咳嗽?

（4）背部叩击协助患者排痰操作要点有哪些?

第二节·吸 痰 术

吸痰术(sputum suctioning)指经口、鼻腔、人工气道将呼吸道的分泌物吸出,以保持呼吸道通畅,预防吸入性肺炎、肺不张、窒息等并发症的一种方法。临床上主要用于年老体弱、危重、昏迷以及人工气道等各种原因引起的不能有效咳嗽、排痰者。

学习目标

（一）识记

（1）能正确阐述吸痰前后给予高浓度氧气吸入的作用。

（2）能正确说出成人和儿童吸引器负压值。

（二）理解

（1）能用自己的语言解释吸痰术中无菌原则的重要性。

（2）能用自己的语言解释如何预防和处理吸痰操作中的常见问题。

（三）运用

能根据患者的具体情况正确实施吸痰术,做到态度认真、方法正确、操作规范、过程完整、关爱患者。

操作过程

（一）用物准备

① 电动吸引器（中心吸引装置），1 台（1 套）；　　　② 吸痰盘，1 套；

吸痰盘内置：

- 无菌治疗碗，2 个；
- 无菌纱布，适量；
- 无菌手套，1 副；
- 选择合适的吸痰管，数根；
- 无菌生理盐水，1 瓶；
- 治疗巾，1 块；
- 弯盘，1 个；
- 听诊器，1 个；
- 开口器、压舌板、舌钳，按需备。

（二）操作流程

详见思维导图 12 - 2（见第 166 页）。

（三）注意事项

（1）吸痰前，检查吸引器性能是否良好、连接是否正确。

（2）吸痰前整理呼吸机管路，倾倒冷凝水。

（3）吸痰前后应给予高流量吸氧 30～60 s，以防患者缺氧及肺不张。

（4）吸痰管从置入到退出不宜超过 15 s。如痰液较多，需要再次吸引，应间隔 3～5 min，待血氧饱和度（SpO_2）上升后再吸。

（5）开放式气道内吸引应使用无菌手套，密闭式气道内吸引可使用清洁手套。

（6）选用带侧孔吸痰管，吸痰管最大外径不能超过气管导管内径的 1/2。

（7）应先进行口咽部和（或）鼻咽部吸引，再进行气道内吸引。更换吸引部位时，应更换吸痰管。

（8）每次吸引结束应及时、充分地冲洗管路。密闭式气道内吸痰应使用无菌注射用水或无菌生理盐水，开放式气道内吸引可用清水。冲洗管路溶液应分别注明试吸用和冲洗用，不能混用。

（9）对于人工气道插管时间超过 48～72 h 者，宜使用带有声门下吸引的气管导管，每 1～2 h 进行声门下吸引。

（10）置入吸痰管时应不带负压，吸痰动作轻稳，防止呼吸道黏膜损伤。

（11）吸痰过程中严密观察患者面色，监测呼吸、SpO_2 及血流动力学情况。如出现发绀、心率下降等症状应立即停止吸痰，给予高流量氧气或纯氧吸入（呼吸机通气者）。

（12）贮液瓶内液体应及时倾倒，不得超过 2/3。

（四）操作评分标准

详见表 12 - 2。

表 12 - 2　吸痰术评分标准

项　目	分值	操　作　要　点	标准分
仪容仪表	5	服装、鞋帽整洁	1
		头发整洁，指甲平齐	2
		仪表大方，举止端庄	2
评估	5	至床旁向患者解释说明操作目的及配合要点	2
		评估患者的病情、有无呼吸道分泌物排出的能力、心理状态和合作程度，洗手	3

续　表

项　目	分值	操　作　要　点	标准分
操作前准备	10	环境整洁,擦拭盘、台、车	2
		洗手、戴口罩	3
		备齐用物并检查质量	5
操作中	60	【计时开始】备齐用物携至床旁,解释沟通	2
		听诊患者双肺呼吸音,给予纯氧或高流量氧气吸入 30～60 s,观察血氧饱和度变化	3
		检查患者口腔黏膜,取下活动性假牙,颌下铺巾,摆好体位	4
		检查吸引器并调节负压在适宜范围内	3
		消毒双手,检查吸痰管,连接吸痰管,试吸,湿润导管	6
		先行口咽部、鼻咽部吸引,再行气道内吸引;吸痰管一用一换	5
		无负压状态下轻轻放入吸痰管于合适位置,加负压	6
		吸痰时左右旋转,向上提拉	5
		每次不超过 15 s	5
		吸痰过程中应当密切观察患者的病情变化	5
		吸痰完毕,断开吸痰管,放入医疗垃圾袋,将吸痰的接管插入盛有消毒液的试管中浸泡	5
		连接吸氧管或呼吸机管道,再次给予纯氧或高流量吸氧 30～60 s	4
		擦净患者脸部分泌物。协助患者取舒适体位【计时结束】	4
		消毒双手,评价吸痰效果	3
操作后处理	5	操作中正确分类处理用物	2
		洗手、脱口罩	1
		记录各类护理单	2
效果评价	10	操作时间≤12 min,每超过 30 s 扣 1 分	4
		患者呼吸道分泌物及时吸出,气道通畅,呼吸功能改善,缺氧得以缓解	3
		吸引负压调节安全有效	3
素养评价	5	向患者解释语言柔和恰当,态度和蔼可亲	2
		指导患者配合有效,询问患者感受,关心患者	2
		合理运用体现人文关怀的非语言沟通技巧	1
总分	100		100

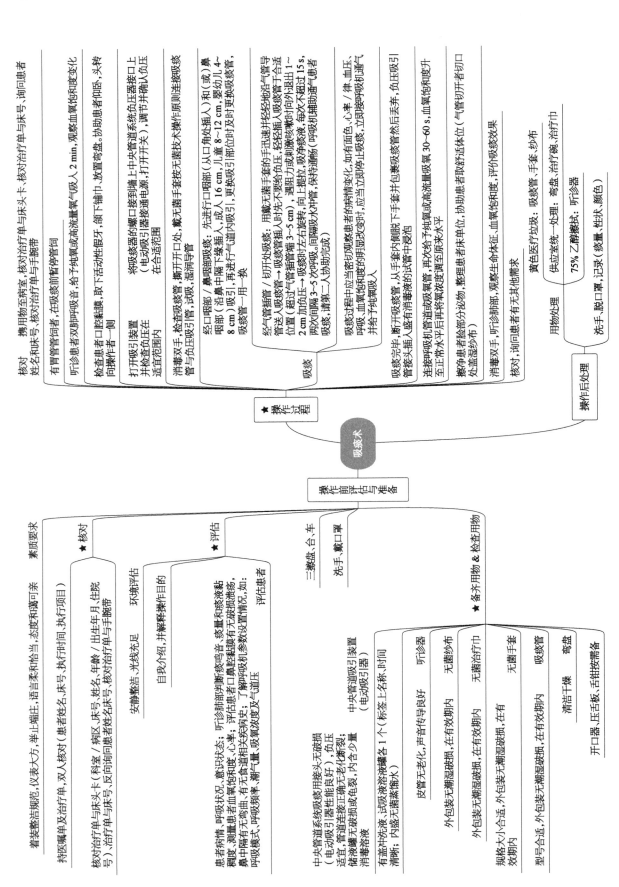

图 12 - 2　吸痰术思维导图

常见问题的预防与处理 ●━━━━━━━━━━━━━━━━━━━━━━━━━━━━━━━

（一）低氧血症

1. 预防

（1）吸痰时密切观察患者心率、血压和 SpO_2 的变化，及时发现患者缺氧的症状。

（2）吸痰过程中尽量避免造成患者缺氧。严重缺氧病人慎用经口鼻吸痰；选择口径合适的吸痰管；吸痰时注意吸痰管插入是否顺利，遇到阻力时应分析原因，不要盲目插入；吸痰过程中患者若有咳嗽，可暂停操作，让患者将深部痰液咳出后再继续吸痰。

（3）吸痰前后给予高浓度氧，以提高血氧浓度。

（4）一次吸痰时间不超过 15 s 并不可持续吸氧。若痰液一次未吸净，可暂停 3～5 min 再次抽吸。

（5）及时吸痰，避免痰多引起气道堵塞，造成低氧血症。

2. 处理

（1）停止吸痰。

（2）给予高流量吸氧，持续监测血氧饱和度。

（3）取侧卧位，床头抬高 15°～30°，并将患者头部后仰，口稍朝下。

（二）气道黏膜损伤

1. 预防

（1）动作应轻柔，避免反复插入，防止黏膜损伤出血和咽部充血水肿。

（2）吸痰管置入过程中有阻力或刺激咳嗽时，应将吸痰管回退 1～2 cm 再打开负压吸引。抽吸时，吸痰管必须边旋转边向外退出，严禁提插。

（3）负压勿过高，每次吸痰前调节合适的吸引负压。吸引负压应控制在 −80～150 mmHg（−11～−20 kPa）。吸痰管开口正对气管壁且停留时间勿长。

（4）吸痰前润滑吸痰管，吸痰管插入不畅时不要盲目插入。

（5）选用带侧孔的吸痰管。

2. 处理

（1）立即停止吸痰。

（2）遵医嘱应用药物。

（三）感染

1. 预防

（1）严格无菌操作原则。

（2）每次吸痰需更换吸痰管；口鼻腔吸痰后吸痰管不得再插入气管插管或气管切开处吸痰。

（3）试吸液和冲洗液不得混用，每 4 h 更换一次。

（4）呼吸机辅助通气者加强气囊上滞留物吸引以及气道冷凝水管理，防止逆流。

（5）贮液瓶内液体应及时倾倒，不得超过 2/3。

（6）选择适当的含漱液进行口腔护理。

2. 处理

（1）鼓励咳嗽排痰，促进气道分泌物清除。

（2）疑似感染者应及时留取痰标本行细菌培养。出现肺部或全身感染者行血培养及药敏试验。

（3）做好护理评估，遵医嘱给药。

实操后反思 ●——————————————————————————

(1) 吸痰的注意事项?

(2) 成人和儿童吸引器负压各是多少?

(3) 吸痰前后给予高浓度氧气吸入有何作用?

(4) 如何预防吸痰操作引起的呼吸道感染?

第三节 · 雾化吸入技术

雾化吸入技术(inhalation)是采用雾化装置将药液分散成细微的雾滴以气雾状喷出,经呼吸道吸入,从而产生湿化呼吸道黏膜、祛痰、抗炎等作用。本节主要介绍超声雾化吸入技术和氧气雾化吸入技术两种。

超声雾化吸入技术(ultrasonic nebulization inhalation)是采用超声波声能产生高频振荡,将药液分散成细微的雾滴以气雾状喷出,经呼吸道吸入的方法。

氧气雾化吸入技术(oxygen nebulization inhalation)是借助氧气高速气流,使药液形成雾状喷出,经呼吸道吸入的方法。

学习目标 ●——————————————————————————

(一) 识记

(1) 能正确阐述雾化罐、螺纹管、口含嘴以及面罩等物品使用后的消毒方法。

(2) 能正确阐述雾化吸入的目的。

(3) 能正确阐述雾化吸入的常用药物。

(二) 理解

(1) 能比较超声雾化吸入术和氧气雾化吸入术在工作原理、作用特点、使用范围和方法上的区别。

(2) 能用自己的语言解释为什么氧气雾化时湿化瓶内不能放水。

(三) 运用

能根据患者不同情况正确实施雾化吸入术,态度认真、方法正确、过程完整、关心患者。

操作过程 ●——————————————————————————

(一) 用物准备

① 超声雾化器,1 套;　　　② 氧气雾化吸入器,1 套;　　　③ 氧气装置,1 套;

④ 治疗单,2 份;　　　　　⑤ 注射器,2 副;　　　　　　⑥ 冷蒸馏水,适量;

⑦ 水温计,1 支;　　　　　⑧ 药液,按医嘱备;　　　　　⑨ 弯盘,2 个;

⑩ 治疗巾,按需备;　　　　⑪ 速干手消毒剂,1 瓶。

(二) 操作流程

详见思维导图 12 - 3、12 - 4(见下页)。

(三) 注意事项

(1) 操作过程严格执行查对制度。

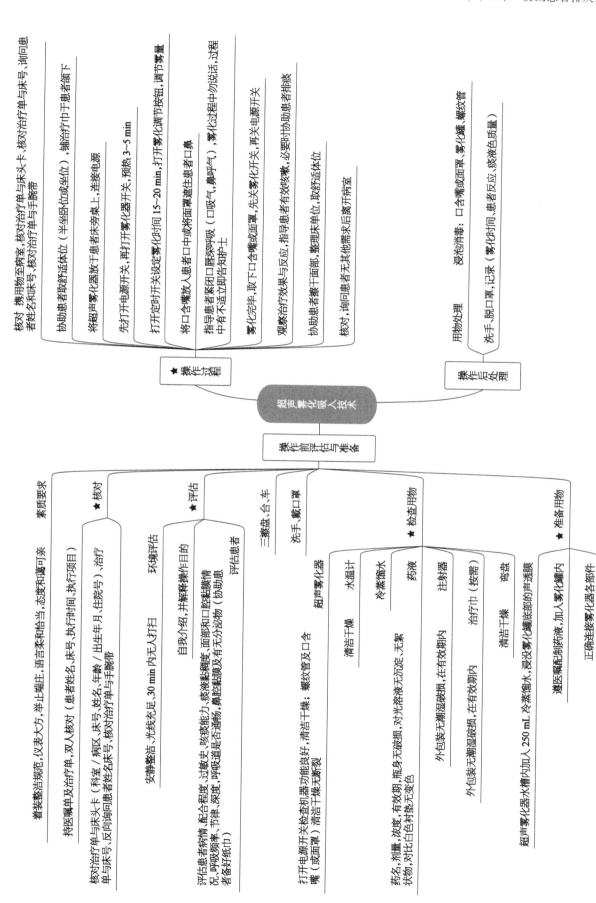

图 12-3 超声雾化吸入技术思维导图

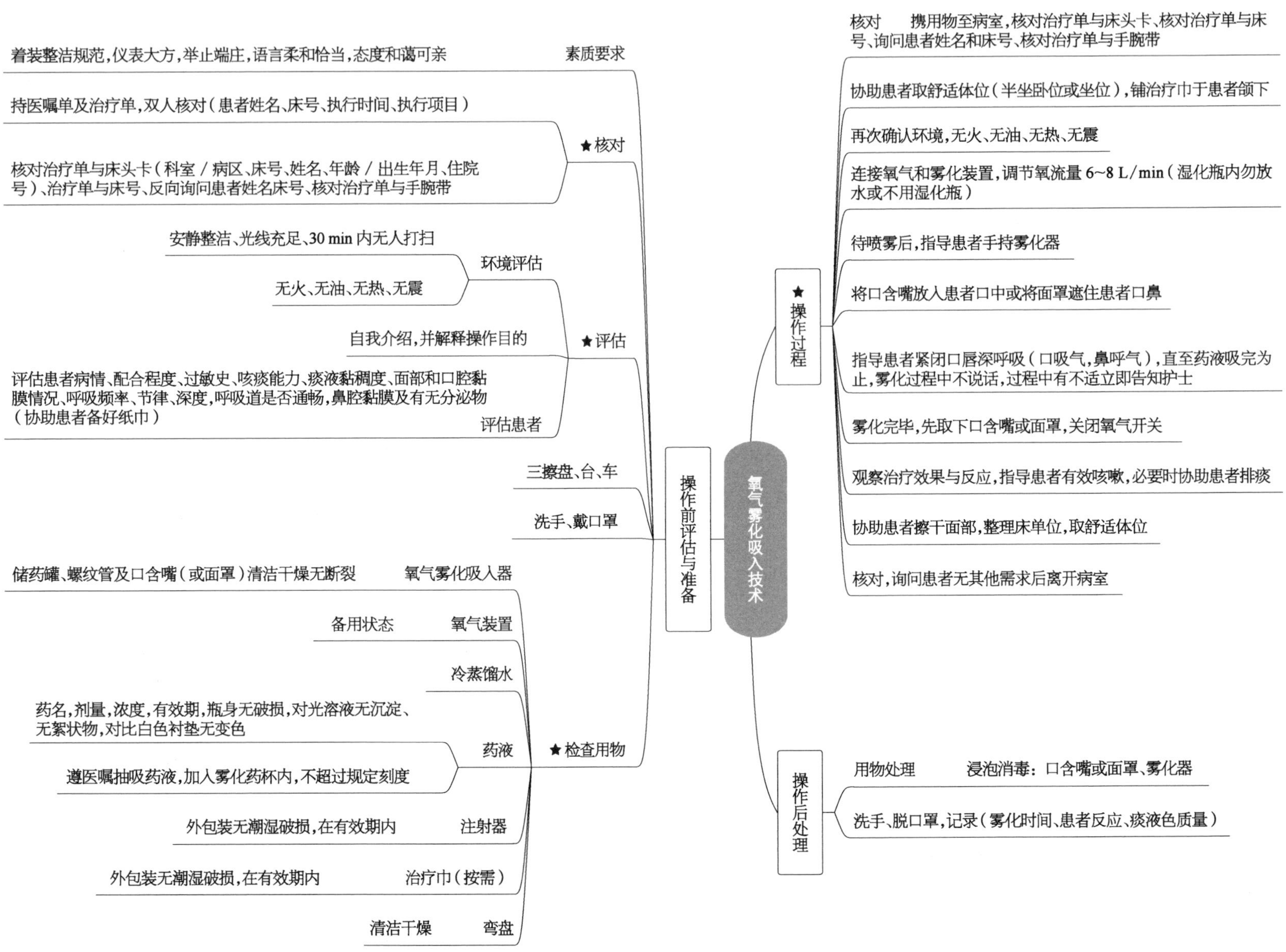

操作过程

核对　携用物至病室，核对治疗单与床头卡，核对治疗单与床号，询问患者姓名和床号，核对治疗单与手腕带

协助患者取舒适体位（半坐卧位或坐位），铺治疗巾于患者颌下

再次确认环境，无火、无油、无热、无震

连接氧气和雾化装置，调节氧流量 6~8 L/min（湿化瓶内勿放水或不用湿化瓶）

待喷雾后，指导患者手持雾化器

将口含嘴放入患者口中或将面罩遮住患者口鼻

指导患者紧闭口唇深呼吸（口吸气，鼻呼气），直至药液吸收完为止。雾化过程中不说话，过程中有不适即告知护士

雾化完毕，先取下口含嘴或面罩，关闭氧气开关

观察治疗效果与反应，指导患者有效咳嗽，必要时协助患者排痰

协助患者擦干面部，整理床单位，取舒适体位

核对，询问患者无其他需求后离开病室

操作后处理

用物处理　浸泡消毒：口含嘴或面罩、雾化器

洗手、脱口罩，记录（雾化时间，患者反应，痰液色质量）

操作前评估与准备

素质要求　着装整洁规范，仪表大方，举止端庄，语言柔和恰当，态度和蔼可亲

★核对

持医嘱单及治疗单，双人核对（患者姓名，床号，执行时间，执行项目）

核对治疗单与床头卡（科室/病区,床号,姓名,年龄/出生年月,住院号）,治疗单与床号,反问问患者姓名与床号,核对治疗单与手腕带

★评估

环境评估　安静整洁，光线充足，30 min 内无人打扫

无火、无油、无热、无震

自我介绍，并解释操作目的

评估患者　评估患者病情、配合程度、过敏史、咳嗽能力、痰液黏稠度、面颊和口腔黏膜情况、呼吸频率、节律、深度、呼吸道是否通畅、鼻腔黏膜及有无分泌物（协助患者擤好纸巾）

三擦盘、台车

洗手、戴口罩

氧气雾化吸入器　储药罐、螺纹管及口含嘴（或面罩）清洁干燥无断裂

★检查用物

氧气装置　备用状态（清洁干燥无断裂）

冷蒸馏水

药液　药名,剂量,浓度,有效期,瓶身无破损,对光溶液无沉淀、无絮状物,对比色衬垫无变色

遵医嘱抽吸雾化药液，加入雾化药杯内，不超过规定刻度

注射器　外包装无潮湿破损，在有效期内

治疗巾（按需）　清洁干燥

弯盘　外包装无潮湿破损，在有效期内

图 12-4　氧气雾化吸入技术思维导图

（2）操作前检查超声雾化装置、氧气雾化装置各部件,防止雾化过程中发生漏气。

（3）超声雾化器水槽中加水后方可开机使用,以免损坏机芯。

（4）超声雾化器水槽、雾化器内切勿使用温水或热水,以免损坏机器。使用过程中,始终维持水槽内有足够的冷水(水温<50°),若水温≥50°或水量不足,应立即关机更换或加入冷蒸馏水。

（5）雾化器水槽底部的晶体换能器和雾化罐底部的透声膜薄而质脆,易损坏,操作时动作应轻柔。

（6）连续使用超声雾化器时,中间须间隔 30 min。

（7）氧气湿化瓶内勿装水或不连接湿化瓶,以防药液稀释。

（8）用氧过程中注意防火、防震、防油、防热。

（四）操作评分标准

详见表 12-3、12-4。

表 12-3 超声雾化吸入技术评分标准

项 目	分值	操 作 要 点	标准分
仪容仪表	5	服装、鞋帽整洁	1
		头发整洁,指甲平齐	2
		仪表大方,举止端庄	2
评估	15	双人核对医嘱单、治疗单	2
		床旁核对患者信息,解释操作目的及过程,取得合作	3
		评估患者病情、过敏史、咳痰能力、痰液、面部及口腔黏膜、呼吸情况、呼吸道是否通畅、鼻腔有无分泌物及合作程度,洗手	10
操作前准备	15	擦拭盘、台、车	2
		洗手、戴口罩	2
		备齐用物,检查呈备用状态【计时开始】	3
		水槽内加入冷蒸馏水 250 mL 左右,浸没雾化罐底部的透声膜	3
		遵医嘱配制药液(稀释至 30~50 mL),加入雾化罐内	3
		正确连接雾化器各部件	2
超声雾化吸入	45	床旁再次核对患者,解释	5
		协助患者取舒适体位(半坐卧位或坐位),必要时铺治疗巾于颌下	5
		先打开电源开关,再打开雾化器开关,预热 3~5 min	5
		打开定时开关设定雾化时间(15~20 min),打开雾化调节按钮,调节雾量	5
		协助患者将口含嘴或面罩放置好(口含嘴放入患者口中,面罩遮住患者口鼻)	5
		指导患者紧闭口唇深呼吸(口吸气,鼻呼气)	5

项　目	分值	操　作　要　点	标准分
超声雾化吸入	45	治疗结束,取下口含嘴或面罩,先关雾化开关,再关电源开关	5
		观察治疗效果与反应,指导患者有效咳嗽,协助叩背排痰	5
		协助患者擦干面部,取舒适体位,整理床单位【计时结束】	5
操作后处理	9	正确分类处理用物	5
		洗手、脱口罩	2
		记录(雾化时间、患者反应、痰液色质量)	2
效果评价	5	操作时间≤15 min,每超过30 s扣1分	2
		严谨细致,指导患者促进排痰方法恰当	3
素养评价	6	向患者解释,语言柔和恰当,态度和蔼可亲,	2
		指导患者配合有效,询问患者感受,关心患者	2
		合理运用体现人文关怀的非语言沟通技巧	2
总分	100		100

表 12-4　氧气雾化吸入技术评分标准

项　目	分值	操　作　要　点	标准分
仪容仪表	5	服装、鞋帽整洁	1
		头发整洁,指甲平齐	2
		仪表大方,举止端庄	2
评估	15	双人核对医嘱单、治疗单	2
		床旁核对患者信息,解释操作目的及过程,取得合作	3
		评估患者病情、过敏史、咳痰能力、痰液、面部及口腔黏膜、呼吸情况、呼吸道是否通畅、鼻腔有无分泌物及合作程度,洗手	10
操作前准备	15	擦拭盘、台、车	2
		洗手、戴口罩	2
		备齐用物,检查呈备用状态【计时开始】	5
		遵医嘱抽吸药液,注入雾化药杯内	6
氧气雾化吸入	45	床旁再次核对患者,解释	5
		协助患者取舒适体位(半坐卧位或坐位),必要时铺治疗巾于颌下	5

续 表

项 目	分值	操 作 要 点	标准分
氧气雾化吸入	45	连接氧气装置和雾化器,调节氧流量 6~8 L/min	10
		待喷雾后,指导患者手持雾化器,将口含嘴放于口中(如使用面罩,面罩应遮住患者口鼻)	5
		指导患者紧闭口唇深呼吸(口吸气,鼻呼气),直至药液吸完为止	5
		治疗结束,取下口含嘴或面罩,关闭氧气开关	5
		观察治疗效果与反应,指导患者有效咳嗽,协助叩背排痰	5
		协助患者擦干面部,取舒适体位,整理床单位【计时结束】	5
操作后处理	9	正确分类处理用物	5
		洗手、脱口罩	2
		记录(雾化时间、患者反应、痰液色质量)	2
效果评价	5	操作时间≤15 min,每超过 30 s 扣 1 分	2
		严谨细致,指导患者促进排痰方法恰当	3
素养评价	6	向患者解释,语言柔和恰当,态度和蔼可亲	2
		指导患者配合有效,询问患者感受,关心患者	2
		合理运用体现人文关怀的非语言沟通技巧	2
总分	100		100

常见问题的预防与处理

(一)过敏反应

1. 预防

(1)使用抗生素或生物制剂前,详细询问患者药物过敏史。

(2)雾化时,密切观察患者反应。

2. 处理

(1)患者出现过敏症状时,立即停止雾化。

(2)配合医生治疗,建立静脉通路,遵医嘱使用抗过敏药物。

(3)密切观察患者生命体征及病情变化。

(二)感染(口腔、肺部)

1. 预防

(1)雾化罐、螺纹管、口含嘴用后及时消毒(2 000 mg/L 有效氯浸泡 1 h),再洗净晾干备用。

(2)氧气雾化器专人专用,用后及时清洗消毒。

2. 处理

(1)注意口腔卫生,必要时做好口腔护理或应用药物治疗。

（2）遵医嘱应用抗生素治疗。

（三）呼吸困难

1. 预防

（1）选择合适的体位（半坐卧位或坐位）。

（2）选择合适的雾化器（婴幼儿以面罩吸入为佳），控制雾化吸入时间在 15～20 min。

（3）及时清理呼吸道，保持呼吸道通畅。

（4）雾化的同时持续吸氧。

（5）雾化时适当加温（超声雾化前预热 3～5 min，氧气雾化时用热毛巾包裹雾化器），防止低温气体刺激气道，引起呼吸道痉挛。

2. 处理

（1）协助患者取半坐卧位或坐位，暂停雾化，通知医生。

（2）指导患者有效咳嗽，协助叩背排痰，必要时负压吸痰。

（3）增加氧流量，嘱患者深呼吸。

（4）出现呼吸暂停，立即给予气囊加压给氧；心搏骤停者，立即进行心肺复苏等抢救措施。

（5）密切观察患者病情。

（四）呃逆

1. 预防

（1）适当调小雾量。

（2）嘱患者雾化吸入时勿讲话。

2. 处理

（1）暂停雾化吸入，与患者交谈，分散其注意力。

（2）快速喝冷水或刺激咽部。

（3）严重者，遵医嘱使用药物治疗（氯丙嗪或甲氧氯普胺）。

（五）哮喘发作

1. 预防

（1）处于哮喘持续状态的患者，雾化吸入室雾量不宜过大、时间不宜过长。

（2）雾化时适当加温。

2. 处理

（1）哮喘发作时立即停止雾化，取半坐卧位并吸氧。

（2）遵医嘱用药，密切观察病情及用药反应。

（3）经上述处理无效者，予以气管插管、辅助通气。

实操后反思

（1）为什么氧气雾化时湿化瓶中不能放水？

（2）简述超声雾化吸入术和氧气雾化吸入术的工作原理和作用特点。

（3）雾化吸入的目的是什么？

（4）雾化吸入常选用哪些化痰药物？

急救监护技术

第一节·心电监护技术

心电监护技术（ECG monitoring technology）是监测心脏电活动的一种手段。普通心电图只能简单观察描记进行心电图操作时短暂的心电活动情况。而心电监护则是通过显示屏连续观察监测心脏电活动情况的一种无创监测方法，可适时观察病情，提供可靠的有价值的心电活动指标，并指导实时处理，因此对于有心电活动异常的患者，如急性心肌梗死、各种心律失常等有重要临床价值。

学习目标 ●

（一）识记

（1）能正确阐述心电导联线电极的放置位置。

（2）能正确阐述心电导联线的电极头与电极片连接的方法和注意事项。

（3）能正确阐述心电监护仪各种报警值及其范围。

（二）理解

（1）能用自己的语言解释如何预防和处理心电监护技术中的常见问题。

（2）能用实例解释报警参数设置的原则。

（三）运用

（1）能根据患者病情独立实施心电监护技术，做到态度认真、方法正确、步骤有序、动作轻柔、关爱患者。

（2）能判断心电监护仪报警原因，并采取正确的处理方法。

操作过程 ●

（一）用物准备

① 心电监护仪，1台；　② 电极片，适量；　③ 酒精棉球，适量；

④ 心电血压插件联接导线，1套；　⑤ 配套的血压袖带，1套；　⑥ 血氧饱和度监测传感器，1套；

⑦ 手消毒液，1瓶；　⑧ 生活及医疗垃圾桶，按需备。

（二）操作流程

详见思维导图 13－1。

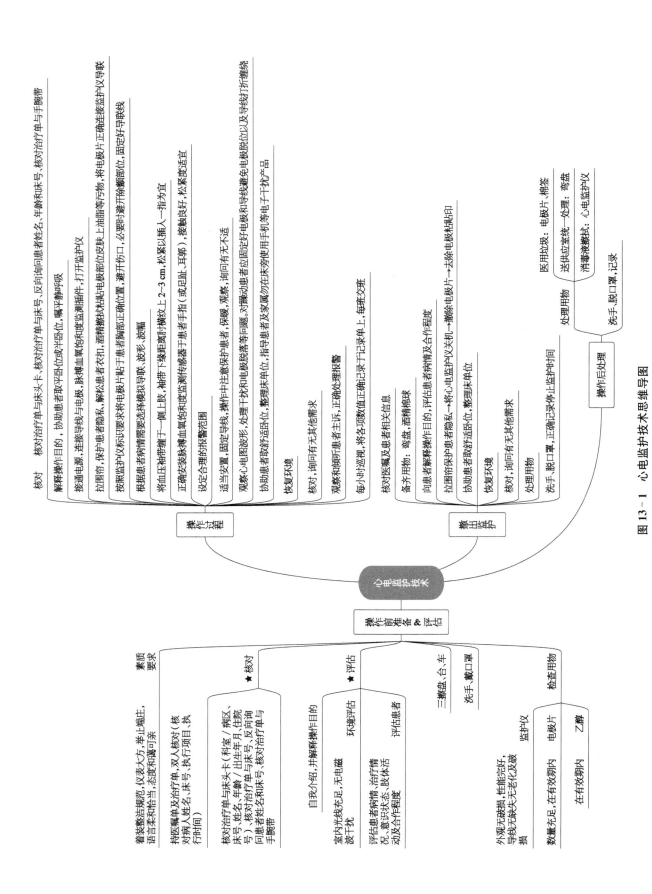

图 13-1 心电监护技术思维导图

（三）注意事项

（1）根据患者病情,协助患者取平卧位或者半卧位。

（2）心电导联线带有5个电极头的另一端与被测人体进行连接,正确连接的步骤有:用75%的乙醇进行测量部位表面清洁,目的清除人体皮肤上的角质层和汗渍,防止电极片接触不良;将心电导联线的电极头与5个电极片上电极扣好;乙醇挥发干净后,将5个电极片贴到清洁后的具体位置上使其接触可靠,不致脱落;将导联线上固定好,并叮嘱患者和医护人员不要扯拉电极线和导联线。

（3）放置监护导联的电极时,应不影响心电导联连接,也不能影响除颤时放置电极板,因此必须留出一定范围的心前区位置。一般放置位置:① 右上(RA):右锁骨中线第一肋间;② 右下(RL):右锁骨中线剑突水平处;③ 中间(C):胸骨左缘第四肋间;④ 左上(LA):左锁骨中线第一肋间;⑤ 左下(LL):左锁骨中线剑突水平处。

（4）血氧饱和度监测传感器根据使用说明书夹闭于患者指(趾)尖或耳垂。

（5）正确设定报警界限,不能关闭报警声音。

（6）密切观察心电图波形,及时处理干扰和电极脱落等问题。对躁动患者应固定好电极和导线避免电极脱位以及导线打折缠绕。

（7）定期观察患者粘贴电极片处的皮肤,定时更换电极片和电极片位置。

（8）记录测定值需同时记录患者体位、氧流量等影响患者 SpO_2 的相关指标。

（9）传感器上显示的数值是2 s以前的,数值每5～15 s更换一次,因此需要持续观察1 min以上。一般不要将仅测了一次的数值作为判断依据。

（10）停机时,先向患者说明,取得合作后关机,断开电源。

（四）操作评分标准

详见表13-1。

表 13-1 心电监护技术评分标准

项 目	分值	操 作 要 点	标准分
仪容仪表	5	服装、鞋帽整洁	1
		头发整洁,指甲平齐	2
		仪表大方,举止端庄	2
评估	10	患者的病情、治疗情况、意识状态、肢体活动能力、合作程度	5
		患者的皮肤情况	5
操作前准备	8	双人核对医嘱	4
		擦拭盘、台、车;洗手、戴口罩	2
		备齐并检查用物,妥善放置	2
操作中	52	核对患者信息【开始计时】	2
		解释操作目的,协助患者取平卧位或半卧	3
		嘱平静呼吸	2

续　表

项　目	分值	操　作　要　点	标准分
操作中	52	接通电源,打开监护仪,连接导线与电极片	5
		正确粘贴电极片	5
		根据需要选择模拟导联、波形、波幅	5
		根据病情需要,连接 ECG,SpO$_2$导联等部位、方法准确	8
		将血压袖带缠于一侧上肢,位置正确,松紧适宜	2
		设定适宜的报警范围	10
		适当安置,固定导线,操作中注意保护患者,保暖,观察,询问有无不适	2
		整理病员服和床单位,安置舒适体位【计时结束】	5
		每小时巡视、记录	3
撤除监护	10	备齐用物:治疗单,弯盘,乙醚,酒精,棉签	4
		解释,关机,撤除电极片、SpO$_2$传感器扫描探头和导联线等,去除电极粘贴印	4
		安置患者,整理床单位,正确记录停止监护时间	2
操作后处理	5	用物处理,仪器使用登记、消毒与保养	2
		洗手、记录	3
效果评价	5	操作时间≤15 min,每超过 30 s 扣 1 分	3
		严谨细致,正确处置仪器各项报警	2
素养评价	5	向患者及家属解释语言恰当,态度和蔼可亲	2
		指导患者配合有效,询问患者感受,关心患者	3
		合理运用体现人文关怀的非语言沟通技巧	1
总分	100		100

注：导联线接错位置本次操作判为不及格。

常见问题的预防与处理 ●

（一）末梢循环障碍

1. 预防

（1）定时更换血压袖带、血氧饱和度监测传感器的位置。

（2）对患者做好宣教,不舒适时及时告知。

2. 处理

（1）更换另一侧肢体测量血压。

（2）更换另一侧指（趾）端或耳垂测量血氧饱和度。

（3）抬高患肢，促进血液回流。

（二）皮肤过敏

1. 预防

（1）消毒剂干燥后再粘贴电极片。

（2）及时擦除电极片的印记。

2. 处理

（1）定时更换电极片。

（2）保持皮肤干燥、清洁，勿抓挠。

实操后反思 ●

（1）心电监护技术在操作前应评估哪些方面？

（2）在使用心电监护仪的过程中指导患者注意哪些方面？

（3）如何设置心电监护仪各指标的报警范围？

第二节·氧气吸入法

氧气吸入法（oxygen inhalation therapy）是指通过给患者吸入高于空气中氧浓度的气体，提高动脉血氧含量以纠正低氧血症，确保对组织的氧供应，解除机体组织缺氧状况。

学习目标 ●

（一）识记

（1）能正确阐述调节氧气流量的方法及其注意事项。

（2）能正确阐述不同缺氧程度患者的给氧流量及给氧方法。

（二）理解

（1）能用自己的语言解释不同浓度给氧对患者生理影响的机制。

（2）能用自己的语言解释给氧的注意事项。

（三）运用

（1）能正确安装与拆卸氧气表，并根据患者的病情正确给氧，做到态度认真、方法正确、操作规范、步骤有序、过程完整，使患者感到安全、舒适。

（2）能根据病情选择恰当的给氧方法。

操作过程 ●

（一）用物准备

① 双侧鼻导管，1 副；　　② 小药杯（内盛冷开水），1 只；　　③ 棉签，1 包；

④ 记录卡，1 张；　　⑤ 给氧设备，1 套。

（二）操作流程

详见思维导图 13 - 2。

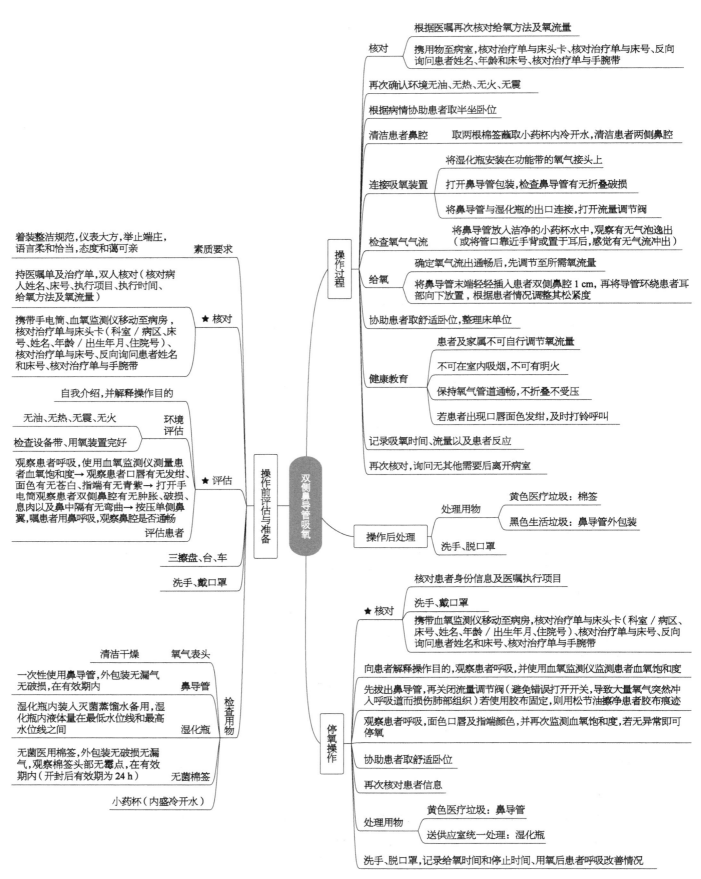

图 13－2　双侧鼻导管吸氧法思维导图

（三）注意事项

（1）用氧前,检查氧气装置有无漏气、是否通畅。

（2）严格遵守操作规程,注意用氧安全。氧气筒使用中切实做好"四防",即防震、防火、防热、防油。

（3）保证用氧安全。使用氧气时,应先调节流量后应用,即带氧插管。停用氧气时,应先拔出鼻导管,再关闭氧气开关,即带氧拔管。中途改变流量时,先分离鼻导管与湿化瓶连接处,调好流量再接上,即分离调节,以免一旦开关出错,大量氧气进入呼吸道而损伤肺部组织。

（4）常用湿化液为灭菌蒸馏水。急性肺水肿用 20％～30％乙醇,它具有降低肺泡内泡沫的表面张力,使泡沫破裂、消散,改善肺部气体交换,减轻缺氧症状的作用。

（5）氧气筒内氧气勿用尽,压力表至少要保留 0.5 MPa(5 kg/cm²),以免灰尘进入筒内,再充气时引起爆炸。

（6）对未用或已用尽的氧气筒,应分别悬挂"满"或"空"的标志,既便于及时调换,也便于急用时搬运,提高抢救速度。

（7）用氧过程中,应加强对患者一般情况监测。

（四）操作评分标准

详见表 13-2。

表 13-2 双侧鼻导管给氧法评分标准

项　目	分值	操　作　要　点	标准分
仪容仪表	6	服装、鞋帽整洁	2
		头发整洁,指甲平齐	2
		仪表大方,举止端庄	2
评估	10	评估患者病情及合作程度、评估患者鼻腔情况	5
		用氧装置完好	5
操作前	5	备齐用物,洗手	5
操作中	55	核对正确,做好解释【计时开始】	5
		评估用氧环境安全	5
		连接吸氧装置、清洁鼻腔	5
		先调节氧流量,再连接鼻导管[1]	5
		固定导管正确、牢固	5
		正确指导患者呼吸	5
		正确记录	5
		湿化瓶内水量正确	5
		患者体位舒适【计时结束】	5
		宣教安全用氧注意事项,洗手	5
		注意观察患者缺氧改善情况	5

项 目	分值	操 作 要 点	标准分
操作后处理	8	分类处理用物	4
		洗手、书写护理记录单	4
效果评价	10	操作顺序正确、熟练,动作轻巧、关爱患者	4
		严谨细致,严格查对制度	4
		操作时间≤6 min,每超过 30 s 扣 1 分	2
素养评价	6	向患者解释,语言柔和恰当,态度和蔼可亲	2
		指导患者配合有效,询问患者感受,关心患者	2
		合理运用体现人文关怀的非语言沟通技巧	2
合计	100		100

注:[1] 鼻导管佩戴后再调节给氧流量,则本次操作判为"不及格"。

常见问题的预防与处理 ●

(一)氧中毒

1. 预防

(1)高流量吸氧不宜时间过长。

(2)控制氧气吸入的浓度和时间。

2. 处理

(1)选择机械通气。

(2)持续血氧饱和度监测,定期做血气分析。

(二)呼吸道分泌物干燥

1. 预防

(1)湿化后给氧,遵医嘱调节氧流量。

(2)多饮水,每天 500 mL 以上。

2. 处理

(1)每日 2 次用湿棉签清洁鼻腔。

(2)必要时使用化痰药或雾化吸入以稀释痰液。

(3)协助患者翻身、拍背,利于痰液排出。

(三)无效吸氧

1. 预防

(1)检查氧气装置及连接管道是否漏气,氧气压力是否正常,发现问题及时处理。

(2)吸氧前检查氧气管的通畅性,吸氧中要妥善固定,避免扭曲、折叠、受压、堵塞、脱落移位。

(3)及时清除呼吸道分泌物,保持呼吸道通畅。分泌物多的患者宜平卧,头偏向一侧。

(4)吸氧过程中随时观察患者的氧疗效果,严密监测患者的血氧饱和度、呼吸运动、有无发绀、意识状态等。

2. 处理

(1) 一旦出现无效吸氧,应立即查找原因,采取相应的处理措施,恢复有效的氧气供给。

(2) 报告医师,对症处理。

(四)腹胀

1. 预防

(1) 正确掌握鼻导管的使用方法,插管不宜过深,成人单鼻孔吸氧时鼻导管插入深度为 2 cm 左右。

(2) 新生儿鼻导管吸氧时,注意插入方法和深度,插入时可将新生儿头部稍向后仰,避免进入食道。

(3) 指导患者腹式呼吸配合缩唇呼吸,鼻吸嘴呼,深吸慢呼。

2. 处理

(1) 若发生腹胀,及时行胃肠减压及肛管排气。

(2) 指导患者以脐为中心环形按摩腹部。

(五)肺组织损伤

1. 预防

(1) 调节氧流量时应先将鼻导管与患者暂时断开,再进行调节。

(2) 应先将氧流量降低。

(3) 如为面罩吸氧患者则改用鼻导管吸氧。

2. 处理

(1) 及时报告医师,对症处理。

(2) 密切观察患者缺氧情况,监测血氧饱和度。

实操后反思 ●────────────────────────

(1) 氧疗的副作用有哪些?其预防的关键措施有哪些?

(2) 何时需要面罩给氧?其注意事项有哪些?

(3) 如何指导患者吸氧过程中平静呼吸?

(4) 患者吸氧过程中,如何安全地调节给氧流量?

(5) 氧浓度和氧流量之间如何换算?

第三节·心肺复苏术(人工呼吸器使用)

心肺复苏术(cardiopulmonary resuscitation,CPR)是对由于外伤、疾病、中毒、意外低温、淹溺、电击等各种原因,导致呼吸停止、心跳停搏,必须紧急采取重建和促进心脏、呼吸有效功能恢复的一系列措施。

人工呼吸器(the use of artificial respirator)是进行人工呼吸最有效的方法之一,可通过人工或机械装置产生通气,对无呼吸患者进行强迫通气,对通气障碍的患者进行辅助呼吸,达到增加通气量,改善换气功能,减轻呼吸肌做功的目的。常用于各种原因所致的呼吸停止或呼吸衰竭的抢救及麻醉期间的呼吸管理。

学习目标 ●━━━━━━━━━━━━━━━━━━━━━━━━━━━━━━━━━━━━━━━

（一）识记

（1）能正确阐述心脏骤停的主要判定依据、心肺复苏术实施的程序和方法。

（2）能正确阐述心肺复苏效果的判断方法。

（二）理解

（1）能用自己的语言解释如何做到高质量的心肺复苏。

（2）能用自己的语言解释如何预防和处理心肺复苏术中的常见问题。

（三）运用

（1）能应用简易呼吸器给予患者有效的呼吸支持。

（2）能在规定时间内独立为模拟患者实施心肺复苏术，做到态度认真、方法正确、步骤有序、效果确实。

操作过程 ●━━━━━━━━━━━━━━━━━━━━━━━━━━━━━━━━━━━━━━━

（一）用物准备

① 人工呼吸器，1 套；　　② 无菌纱布，适量；　　③ 手电筒，1 个；

④ 弯盘，1 个；　　　　　⑤ 重症记录单，若干；　　⑥ 抢救车，按需备；

⑦ 胸外按压板，按需备；　⑧ 除颤仪，按需备；　　　⑨ 手消毒液，1 瓶；

⑩ 生活及医用垃圾桶、锐器盒，按需备。

（二）操作流程

详见思维导图 13－3（见下页）。

（三）注意事项

（1）在发现无呼吸或不正常呼吸（喘息样呼吸）的心脏骤停成人患者，应立即启动紧急救护系统，立即进行 CPR。

（2）按压部位和深度要准确，用力合适，以防止胸骨、肋骨压折。严禁按压胸骨角、剑突下及左右胸部。按压力度要适中，过轻达不到效果，过重易造成肋骨骨折、血气胸，甚至肝脾破裂等。按压深度成人 5～6 cm，儿童大约 5 cm，婴儿 4 cm，儿童和婴儿至少为胸部前后径的 1/3，并保证每次按压后胸廓回弹。姿势要正确，注意两臂伸直，两肘关节固定不动，双肩位于双手的正上方。为避免心脏按压时呕吐物逆流至气管，患者头部应适当放低并略偏向一侧。

（3）单一施救者应先开始胸外心脏按压，然后再进行人工呼吸（心肺复苏的顺序是 C—A—B），即先进行 30 次的胸外心脏按压，后做 2 次人工呼吸；按压中的停顿不应超过 10 s，并避免过度通气。

（4）按压的频率为 100～120 次/min，人工呼吸 10～12 次/min。

（5）挤压球囊时应根据气囊容量、患者病情、年龄、体质等决定，通气量以见到胸廓起伏即可，400～600 mL。

（6）成人使用 1～2 L 的简易呼吸器。1 L 简易呼吸器挤压 1/2～2/3，2 L 简易呼吸器挤压 1/3。

（7）简易呼吸器使用时间不宜过长，受人为因素的影响，如果长时间使用，易使通气量不足，必须及时行气管插管。

（四）操作评分标准

详见表 13－3。

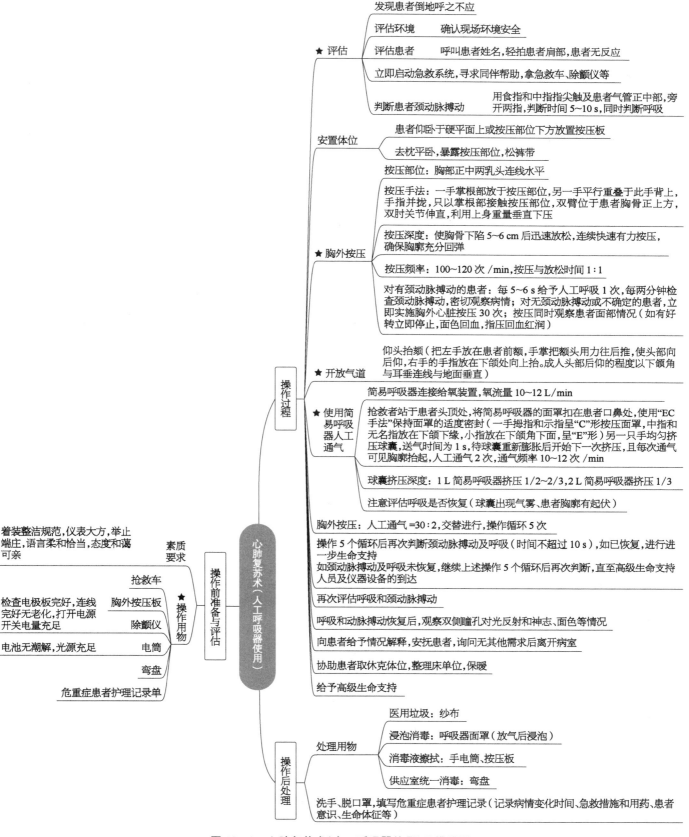

图 13-3　心肺复苏术(人工呼吸器使用)思维导图

表 13 - 3　心肺复苏术(人工呼吸器使用)评分标准

项　目	分值	操　作　要　点	标准分
仪容仪表	3	服装、鞋帽整洁	1
		头发整洁,指甲平齐	1
		仪表大方,举止端庄	1
备齐用物	3	抢救车、胸外按压板、除颤仪、电筒、弯盘、危重患者护理记录单等	3
判断意识并呼救	10	确认环境安全;呼叫患者,轻拍患者肩部,患者无反应,记时间【开始计时】	5
		立即启动急救系统,寻求同伴帮助,拿急救车、除颤仪等	5
判断脉搏呼吸	10	判断患者颈动脉搏动	6
		同时判断呼吸	4
安置体位	5	患者仰卧于硬平面上或按压部位下方放置按压板	2
		去枕平卧,暴露按压部位,松裤带,注意保护颈椎	3
胸外按压	25	部位正确	5
		手法及姿势正确	10
		深度恰当	5
		频率恰当	5
开放气道	5	仰头抬颏	5
人工通气	10	简易呼吸器连接给氧装置	2
		使用简易呼吸器给予人工通气	8
5 个循环	10	胸外心脏按压和人工通气交替进行,按压同时观察患者面部情况	5
		胸外按压:人工通气=30:2,交替进行,操作循环 5 次	5
判断病情	10	5 个循环后再次评估呼吸和颈动脉搏动	5
		呼吸和动脉搏动恢复后,观察双侧瞳孔对光反射和神志、面色等情况【计时结束】	5
整理用物	4	取休克体位,保暖,高级生命支持	2
		用物处理,洗手,记录	2
素养评价	5	操作时间≤15 min,每超过 30 s 扣 1 分	2
		保护患者隐私,遵循伦理规范	2
		关心患者,合理运用体现人文关怀的非语言沟通技巧	1
总分	100		100

常见问题的预防与处理

（一）肋骨、胸骨骨折

1. 预防

（1）放松时掌根不离开胸骨定位点，保持准确的按压部位。

（2）按压平稳，用力均匀，有规律且不间断地进行。

（3）根据患者情况，按压力度适当。

2. 处理

（1）进行床旁胸片检查，了解骨折部位及骨折情况。

（2）遵医嘱给予镇痛、吸氧、抗生素预防肺部感染及对症处理。

（3）遵医嘱局部固定或采取其他治疗措施，按骨折患者进行护理。

（二）胃胀气

1. 预防

（1）辅助加压呼吸必须和患者自主呼吸同步。

（2）吹气时保持患者头后仰，托起下颌，充分开放气道，以免气体进入胃内。

（3）清除口鼻腔分泌物，保持气道通畅。

2. 处理

（1）根据医嘱给予胃动力药，以促进气体从消化道排出。

（2）复苏后给予半卧位，适当进少量温开水，以帮助胃内气体的排出，减轻胃部的不适。必要时给予肛门排气。

（三）无效通气

1. 预防

（1）清除呼吸道分泌物，将患者去枕平卧，开放气道。

（2）使用"EC"手法固定面罩。

（3）观察患者血氧饱和度、面色、发绀情况，确定按压是否有效。

2. 处理

（1）必要时放置口咽通道再行人工通气。

（2）严密观察病情变化，如发现管道脱落、扭曲、堵塞等，立即消除原因，保持管道通畅。

（四）损伤性血、气胸

1. 预防

（1）胸外按压时，严格按照按压标准及要求执行，做到高质量心肺复苏。

（2）按压部位准确，力度适中。

2. 处理

（1）保持呼吸道通畅，给氧，监测患者血氧饱和度，必要时行机械通气，并按常规行胸腔闭式引流。

（2）对于闭合性气胸：气体量小可自行吸收无需特殊处理，气体量多可行胸腔穿刺排气，每日或隔日 1 次，每次放气不超过 1 000 mL。

（3）对于张力性气胸：进行胸腔闭式引流装置将气体持续引出。

（4）血气胸：在肺复张后，出血多自行缓解，若继续出血不止，应抽气、排液、输液，或考虑开胸结扎出血血管。

（5）抗感染治疗。

实操后反思

（1）如何做到高质量的心肺复苏？

（2）如何判断心肺复苏的效果？

（3）什么情况下可终止心肺复苏？

第十四章

尸 体 护 理 术

尸体护理(postmortem care)是对临终患者实施完整安宁照护的最后步骤。医生下达患者死亡医嘱后,护士需立即进行尸体护理,以防止尸僵的出现,也可减少其他患者不适。

学习目标

(一)识记
(1)能正确阐述死亡标准、死亡过程分期。
(2)能正确阐述尸冷、尸僵、尸斑、尸体腐败概念。

(二)理解
(1)能用自己的语言解释填塞自然孔道的方法及其注意事项。
(2)能区分三张尸体识别卡的佩戴要求。

(三)运用
(1)能正确完成尸体护理。
(2)能正确佩戴尸体标识卡,无遗漏、无差错。

操作过程

(一)用物准备
① 衣裤,1 套;　　　　② 尸体识别卡,3 张;　　　　③ 不脱脂棉花,适量;

④ 绷带,适量;　　　　⑤ 敷料、胶布(有伤口者),适量;　　　⑥ 尸单,1 条;

⑦ 止血钳,1 把;　　　⑧ 剪刀,1 把;　　　　　⑨ 梳子,1 把;

⑩ 擦洗用具,1 套;　　⑪ 手套,按需备;　　　　⑫ 消毒液,按需备。

(二)操作流程
详见思维导图 14-1(见下页)。

(三)注意事项
(1)必须先由医生开出死亡通知,并得到家属许可后,护士方可进行尸体护理。

(2)在向家属解释过程中,护士应具有同情心和爱心,沟通的语言要体现对死者家属的关心和体贴。

(3)患者死亡后应及时进行尸体护理,以防尸体僵硬。

(4)护士应尊重死者,严肃、认真地做好尸体护理工作。

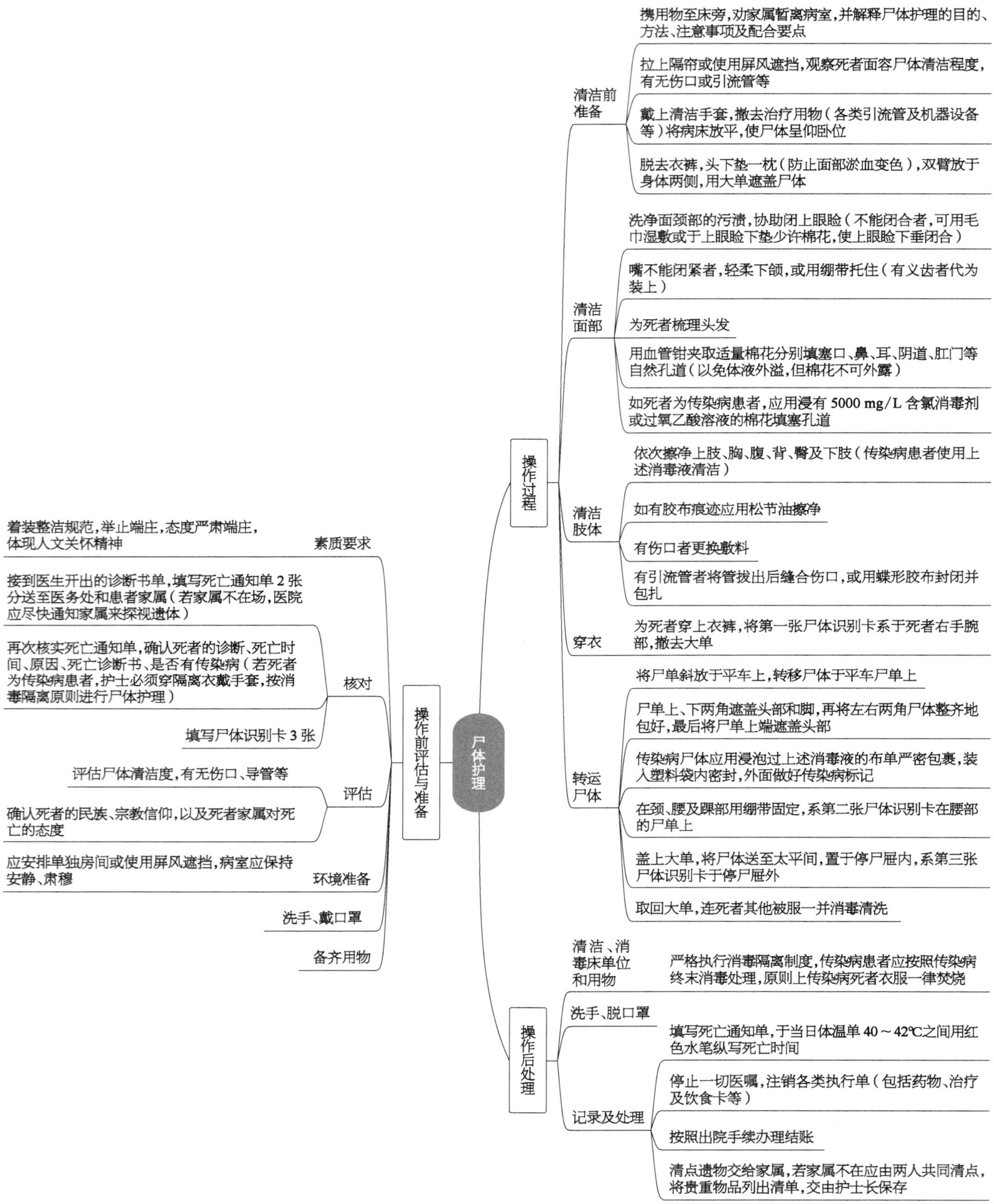

携用物至床旁,劝家属暂离病室,并解释尸体护理的目的、方法、注意事项及配合要点

拉上隔帘或使用屏风遮挡,观察死者面容尸体清洁程度,有无伤口或引流管等

戴上清洁手套,撤去治疗用物(各类引流管及机器设备等)将病床放平,使尸体呈仰卧位

脱去衣裤,头下垫一枕(防止面部淤血变色),双臂放于身体两侧,用大单遮盖尸体

清洁前准备

洗净面颈部的污渍,协助闭上眼睑(不能闭合者,可用毛巾湿敷或于上眼睑下垫少许棉花,使上眼睑下垂闭合)

嘴不能闭紧者,轻柔下颌,或用绷带托住(有义齿者代为装上)

为死者梳理头发

用血管钳夹取适量棉花分别填塞口、鼻、耳、阴道、肛门等自然孔道(以免体液外溢,但棉花不可外露)

如死者为传染病患者,应用浸有 5000 mg/L 含氯消毒剂或过氧乙酸溶液的棉花填塞孔道

清洁面部

依次擦净上肢、胸、腹、背、臀及下肢(传染病患者使用上述消毒液清洁)

如有胶布痕迹应用松节油擦净

有伤口者更换敷料

有引流管者将管拔出后缝合伤口,或用蝶形胶布封闭并包扎

清洁肢体

为死者穿上衣裤,将第一张尸体识别卡系于死者右手腕部,撤去大单

穿衣

将尸单斜放于平车上,转移尸体于平车尸单上

尸单上、下两角遮盖头部和脚,再将左右两角尸单整齐地包好,最后将尸单上端遮盖头部

传染病尸体应用浸泡过上述消毒液的布单严密包裹,装入塑料袋内密封,外面做好传染病标记

在颈、腰及踝部用绷带固定,系第二张尸体识别卡在腰部的尸单上

盖上大单,将尸体送至太平间,置于停尸屉内,系第三张尸体识别卡于停尸屉外

取回大单,连死者其他被服一并消毒清洗

转运尸体

操作过程

素质要求

着装整洁规范,举止端庄,态度严肃端庄,体现人文关怀精神

核对

接到医生开出的诊断书单,填写死亡通知单 2 张分送至医务处和患者家属(若家属不在场,医院应尽快通知家属来探视遗体)

再次核实死亡通知单,确认死者的诊断、死亡时间、原因、死亡诊断书、是否有传染病(若死者为传染病患者,护士必须穿隔离衣戴手套,按消毒隔离原则进行尸体护理)

填写尸体识别卡 3 张

评估

评估尸体清洁度,有无伤口、导管等

确认死者的民族、宗教信仰,以及死者家属对死亡的态度

环境准备

应安排单独房间或使用屏风遮挡,病室应保持安静、肃穆

洗手、戴口罩

备齐用物

操作前评估与准备

尸体护理

清洁、消毒床单位和用物

严格执行消毒隔离制度,传染病患者应按照传染病终末消毒处理,原则上传染病死者衣服一律焚烧

洗手、脱口罩

填写死亡通知单,于当日体温单 40~42℃ 之间用红色水笔纵写死亡时间

停止一切医嘱,注销各类执行单(包括药物、治疗及饮食卡等)

按照出院手续办理结账

清点遗物交给家属,若家属不在应由两人共同清点,将贵重物品列出清单,交由护士长保存

记录及处理

操作后处理

图 14-1 尸体护理思维导图

（5）传染病患者的尸体应使用消毒液擦洗,并用消毒液浸泡的棉球填塞各孔道,尸体用尸单包裹后装入不透水的袋中,并做出传染标识。

（四）操作评分标准

详见表14－1。

表14－1　尸体护理评分标准

项　目	分值	操　作　要　点	标准分
仪容仪表	5	服装、鞋帽整洁	1
		头发整洁,指甲平齐	2
		仪表大方,举止端庄	2
评估	10	核对死亡通知单、尸体识别卡（3张）	4
		评估尸体清洁度,有无伤口、导管等	2
		确认首饰等个人贵重物品取下,并与家属共同清点	2
		了解死者民族与宗教信仰	2
操作前准备	8	劝慰家属,询问是否有特殊要求【计时开始】	2
		拿取家属准备的清洁衣物（无家属者取清洁病员服）	2
		备齐物品,妥善放置	2
		洗手、戴口罩,必要时穿隔离衣	2
操作中	52	床放平,撤去床上抢救用物	2
		尸体仰卧,头下垫枕,大单覆盖尸体	5
		拔除所有留置管道,处理伤口,清洗胶布痕迹等	5
		擦拭脸部,协助闭合双眼,装义齿,闭合嘴巴（必要时四头带提托）	5
		依次擦拭全身（上肢、胸、腹、背部、下肢）	15
		干燥棉球填塞口、鼻、肛门、阴道等	4
		梳发	2
		更换清洁衣裤,脱、穿衣裤方法正确	4
		尸体右手腕系尸体识别卡一张	2
		包尸单包扎正确,系尸体识别卡一张	4
		搬运尸体方法正确,第三张尸体识别卡系停尸屉外【计时结束】	4
操作后处理	10	正确处理床单位和用物	2
		准确清点遗物,指导家属办理相关手续	4
		洗手、记录	4

项　　目	分值	操　作　要　点	标准分
效果评价	10	操作时间≤15 min,每超过30 s扣1分	3
		尸体整洁无渗液,姿态良好	5
		死者得到尊重,家属得到安慰	2
素养评价	5	向家属解释语言恰当,合理运用体现人文关怀的非语言沟通技巧	1
		适时引导,劝慰家属节哀	2
		同理心,关注其他患者及家属情绪	2
总分	100		100

常见问题的预防与处理

（一）尸僵

1. 预防

（1）医生下达死亡诊断后立即进行尸体护理。

（2）床放平,取仰卧位,头下垫枕。

2. 处理

（1）温水擦拭清洁死者全身。

（2）及时清理留置的各路管道,并处理好伤口。

（二）口、眼不能闭合

1. 预防

（1）及时为死者进行清洁护理。

（2）妥善进行口、眼、鼻等自然孔道的填塞。

2. 处理

（1）眼睑不能闭合者,用毛巾湿敷双眼,或于上眼睑下垫少许棉花。

（2）嘴巴不能闭合者,轻揉下颌,或用绷带托住。

实操后反思

（1）若死者为传染病患者,护士做尸体护理时该如何防护?

（2）如果死者家属不在,患者遗物如何处理?

（3）和丧亲者进行沟通时,需遵守的伦理原则有哪些?

专业术语汉英对照
（按首字汉语拼音排序）

保护具	protective device
备用床	closed bed
鼻饲法	nasogastric gavage
冰袋的使用	the use of ice bags
冰帽的使用	the use of ice caps
插胃管术	gastrointestinal intubation
超声雾化吸入技术	ultrasonic nebulization inhalation
床单位	bed unit
床上擦浴术	bed bath
床上洗头	shampooing in bed
大量不保留灌肠	large volume non-retention enema
动脉脉搏	arterial pulse
动脉血标本采集术	arterial blood sampling
防护服	protective clothing
隔离衣	isolation gowns
灌肠术	enema
呼吸	respiration
会阴部护理	perineal care
肌内注射术	intramuscular injection，IM
即时监测	point-of-care testing，POCT
间接静脉输血术	indirect venous blood transfusion
静脉留置针输液术	infusion via indwelling venous catheter
静脉输血	blood transfusion
静脉输液	intravenous infusion
静脉血标本采集术	intravenous blood sampling
静脉注射术	intravenous injection，IV
口腔护理	oral care
冷湿敷	cold moist compress
留置导尿术	retention catheterization
轮椅护送术	wheelchair transportation
麻醉床	anesthetic bed
脉搏	pulse

皮内注射术	intradermic injection，ID
皮下注射术	hypodermic injection，HD
平车运送术	trolley transportation
清洁灌肠	cleaning enema
热疗技术	thermal therapy
人工呼吸器	the use of artificial respirator
尸体护理	postmortem care
手的清洁与消毒	hands' cleaning and disinfection
输液泵	infusion pump
体核温度	core temperature
体温	body temperature
微量注射泵	micro pump
卧位	lying position
卧有患者床	occupied bed
无菌技术	aseptic technique
物理降温技术	physical cooling technology
雾化吸入技术	inhalation
吸痰术	sputum suctioning
小量不保留灌肠	small volume non-retention enema
心电监护技术	ECG monitoring technology
心肺复苏术	cardiopulmonary resuscitation，CPR
血压	blood pressure，BP
咽拭子标本采集术	oropharyngeal swab
氧气雾化吸入技术	oxygen nebulization inhalation
氧气吸入法	oxygen inhalation therapy
乙醇擦浴	alcohol sponge bath
暂空床	unoccupied bed
真空采血法	vacuum blood sampling
直接静脉输血术	direct venous blood transfusion
中心静脉置管	central venous catheters
周围浅静脉输液	peripheral superficial vein intubation
自我血糖监测	self-monitoring of blood glucose，SMBG

参考文献

［1］ 姜安丽，钱晓路.新编护理学基础［M］.3 版.北京：人民卫生出版社，2018.

［2］ 李小寒，尚少梅.基础护理学［M］.6 版.北京：人民卫生出版社，2017.

［3］ 中华人民共和国卫生部，中国人民解放军总后勤部卫生部.临床护理实践指南（2011 版）［M］.北京：人民卫生出版社，2011.

［4］ 国务院应对新型冠状病毒肺炎疫情联防联控机制综合组.关于印发公众和重点职业人群戴口罩指引（2021 年 8 月版）的通知［EB/OL］.（2021 - 08 - 09）［2022 - 08 - 30］http：//www.gov.cn/xinwen/2021-08/13/content_5631097.htm.

［5］ 中华人民共和国国家卫生健康委员会.新冠肺炎疫情期间医学观察和救治临时特殊场所卫生防护技术要求.中华人民共和国卫生行业标准 WS 694—2020［S］.2020.

［6］ 黄金，李乐之.常用临床护理技术操作并发症的预防及处理［M］.北京：人民卫生出版社，2021.

［7］ 吴惠平，罗伟香.护理技术操作并发症及处理［M］.北京：中国医药科技出版社，2018.

［8］ 上海市护理质控中心.护理基础知识 1000 题［M］.上海：上海科学技术文献出版社，2008.

［9］ 钱晓路，余剑珍.临床护理教程［M］.2 版.上海：复旦大学出版社，2009.

［10］ The Official Publication of the Infusion Nurses Society. Infusion therapy standards of practice ［J］. Journal of Infusion Nursing，2016，39：1S.

［11］ 曹梅娟，王克芳.新编护理学基础［M］.4 版.北京：人民卫生出版社，2022.

［12］ 杨慧兰.护理技术［M］.北京：北京师范大学出版社，2015.

［13］ 古海荣，吴世芬.基础护理技术［M］.2 版.北京：人民卫生出版社，2017.

［14］ 周春美，陈焕芬.基础护理技术［M］.2 版.北京：人民卫生出版社，2019.

［15］ 李国宏.60 项护理技术操作流程［M］.南京：东南大学出版社，2015.

［16］ 张少羽.基础护理技术［M］.3 版.北京：人民卫生出版社，2018.

［17］ 郭锦丽，王香莉.基础护理操作流程及考核标准［M］.北京：科学技术文献出版社，2016.

［18］ 吴橙香，秦淑英.基础护理技术［M］.2 版.北京：中国中医药出版社，2018.

［19］ 钱晓路.护理学基础［M］.上海：复旦大学出版社，2011.

［20］ Merchant R M，Topjian A A，Panchal A R，et al. Part 1：Executive summary：2020 American Heart Association Guidelines for cardiopulmonary resuscitation and emergency cardiovascular care［J］. Circulation，2020，142(16 suppl 2)：S337 - S357.

［21］ Strickland S L，Rubin B K，Haas C F，et al. AARC clinical practice guideline：Effectiveness of pharmacologic airway clearance therapies in hospitalized patients［J］. Respiratory Care，2015，60(7)：1071 - 1077.

［22］ 哈登，刘伦旭，喻鹏铭.呼吸物理治疗：值班医师手册［M］.天津：天津科技翻译出版有限公司，2014.

［23］ 中华医学会糖尿病学分会.中国血糖监测临床应用指南(2021年版)［J］.中华糖尿病杂志,2021,13
      (10)：936－948.

［24］ 李小峰,陈晓娟,陈腊年,等.临床护理操作规程［M］.武汉：华中科技大学出版社,2017.

［25］ 中华人民共和国国家卫生健康委员会.新冠肺炎疫情期间医学观察和救治临时特殊场所卫生防护
      技术要求：WS 694—2020［S］.2020.

［26］ 中华护理学会.成人有创机械通气气道内吸引技术操作：T/CNAS 10—2020［S］.2021.

［27］ 中华护理学会.气管切开非机械通气患者气道护理：T/CNAS 03—2019［S］.2019.

［28］ 中华护理学会.成人鼻肠管的留置与维护：T/CNAS 20—2021［S］.2021.

［29］ 贾彦彩,刘颖.护理操作技术图解与评分标准［M］.北京：中国健康传媒集团中国医药出版
      社,2021.

［30］ 丁炎明,张大双.临床基础护理技术操作规范［M］.北京：人民卫生出版社,2021.

［31］ American Heart Association. Basic Life Support Provider Manual［M］. Dallas：TX, 2020.

［32］ 黄谨耘.常用基础护理操作教程及考核标准［M］.北京：中国轻工业出版社,2015.

［33］ 胡建美,赵洁. 新型冠状病毒肺炎疫情防控期间医用护目镜防雾技巧［J］. 护理研究,2020,34
      (4)：573.

［34］ 孙瀚.新型冠状病毒肺炎疫情期间医用护目镜防雾的方法［J］.中华护理杂志,2020,55 增刊
      (4)：848.

［35］ 中华人民共和国国家卫生健康委员会.WS/T 781—2021 便携式血糖仪临床操作和质量管理指南
      ［S］.2021.